子どもの顔みて食事はつくるな！

家族みんなが病気にならない粗食ごはん

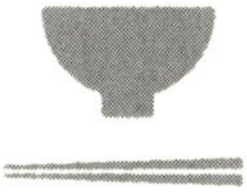

幕内秀夫

青春出版社

子育ては家族の健康を考えるビッグチャンスです……はじめに

「結婚したら、いつのまにか便秘が治ってしまいました」という女性の声を耳にすることが少なくありません。なかには、肌荒れや冷え症、生理不順などが軽減した方もいます。

結婚したことで、精神面も含めて生活全体が変わったことも大きいと思いますが、食生活が変わったことがその理由にあげられます。

まずは、外食が少なくなったことが考えられるでしょう。家庭の食事においても個人の好みだけではなく、夫婦の好みを考えなければならなくなります。独身時代は、朝食はパンとコーヒーで簡単にすませていたのが、結婚したら、ご主人が「朝はごはんでないと食べた気がしない」ということで、ご主人の朝食にごはんを用意するようになって、自分も食べるようになったという例です。

逆に、若い夫婦の場合、ご主人が毎朝菓子パンやファストフード店で外食ばかりしていたという例も少なくないと思います。結婚しても、その習慣を変えられずに、いつの間にか、奥様も朝食が菓子パンになって、便秘や冷え症、肌荒れなどの症状が出ることもあるでしょう。

結婚してからどんどん体重が増えてしまった男性の話もよく耳にするのではないでしょうか。一般には「幸せ太り」などといいますが、幸せになったから太るという理屈はありえません。どのように考えても奥様の愛情たっぷり、油もたっぷりの食事に原因があるとしか思えません。

良い、悪いは別にして結婚によって、個人の食事から夫婦の食事になることで大きく変わることがあるということです。

お腹に赤ちゃんの誕生がわかるともっと変わる可能性があります。それは食生活だけの話ではありません。病院で「おめでたですね」といわれただけで、あれほどやめられなかったアルコールやタバコをやめた女性がどれほどいるでしょうか。

やがて、授乳が始まると、「母乳は母親が食べたものでつくられる」ことがわかり、あれほど好きだったファストフードやスナック菓子、清涼飲料水を口にしなくなった人も少なくありません。大好きなスイーツも控え目になることもあります。

ただし、現代社会の食生活に関する、「現状」と「情報」は極めて複雑です。逆に、子どもが生まれ、家族が増えることで悪くなることもありうる時代になっています。もっとも考えられるパターンは、子どもに「バランスのとれた食事を食べさせなければ」と考えることです。

真面目なお母さんほど真剣に実施しようとします。子どもは小さければ小さいほど、好き嫌いが多いものです。とくに野菜を嫌う傾向があります。それは何の問題もないことなのです。

冷静に考えてみれば、お父さんもお母さんも子ども時代はたくさんの好き嫌いがあったはずなのです。それが子どもの食生活であっても、何の問題もないのです。ところがそれを「偏食」だと考え、手を変え品を変えて料理をつくってしまったりします。

そうなるとどんな食生活になるでしょうか?

詳しくは本文で触れますが、変にバランスを考えて、「子どもの顔」ばかり見て食事をつくると、じつは油と砂糖だらけの食事になってしまうのです。

そのような食事でも、稀ならいいでしょうが、連日それが続いたら家族中の食事も、油と砂糖だらけになってしまうことになります。当然、お父さんの体重はどんどん増えてしまうでしょう。お母さんの健康にとってもいいことではありません。

このように、結婚、出産を経て家族が増えるということは、家族全体の食生活を見直す絶好のチャンスでもあり、逆もあり得るということです。チャンスにするには、何よりも〝バランスのとれた食生活〟とは、いったい何なのかを考える必要があります。それを理解すれば、子どもの食事も大人の食事も決して難しいことではないことを理解していただけるはずです。

ぜひ、子育てを家族全体の健康につながる好機にしていただきたいと思います。本書がその道標になることを願っています。

２０１４年夏

幕内秀夫

家族の健康を守る
朝ごはん

献立例①

・ごはん
・みそ汁
（さつまいも・玉ねぎ）
・漬物（たくあん）
・佃煮（きゃらぶき）
・煮豆（黒豆）
・焼き魚（鮭）

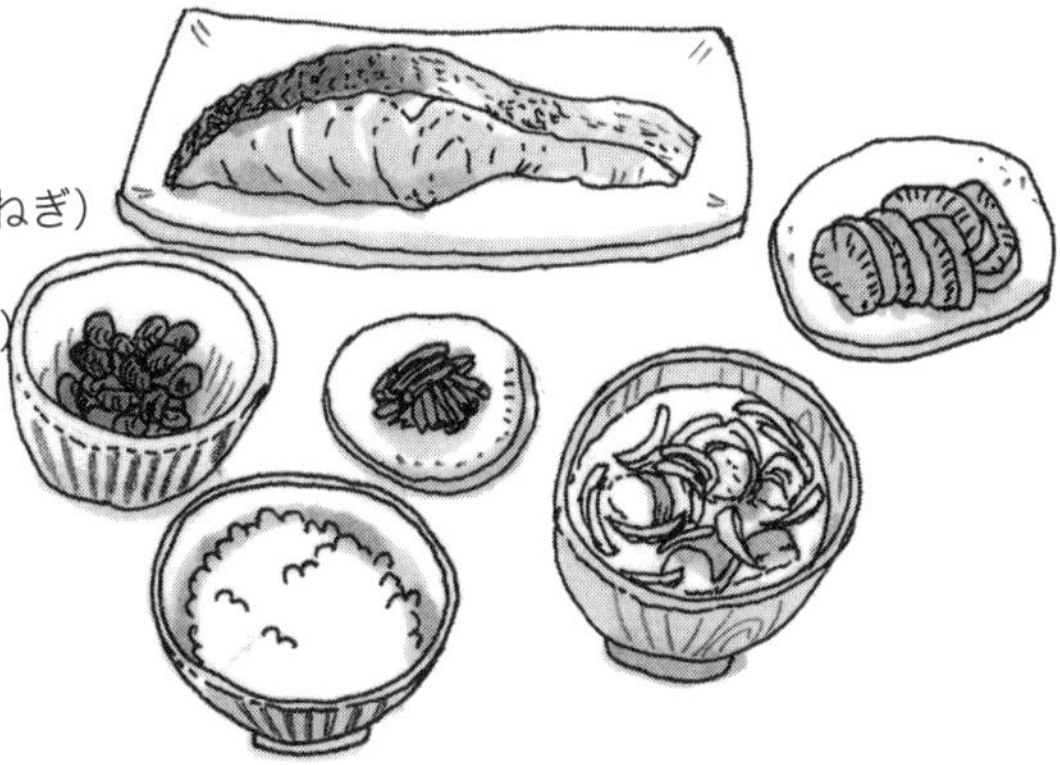

献立例②

・ごはん
・みそ汁（わかめ・豆腐）
・漬物（大根のぬか漬け）
・わけぎといかの
酢味噌和え
・納豆

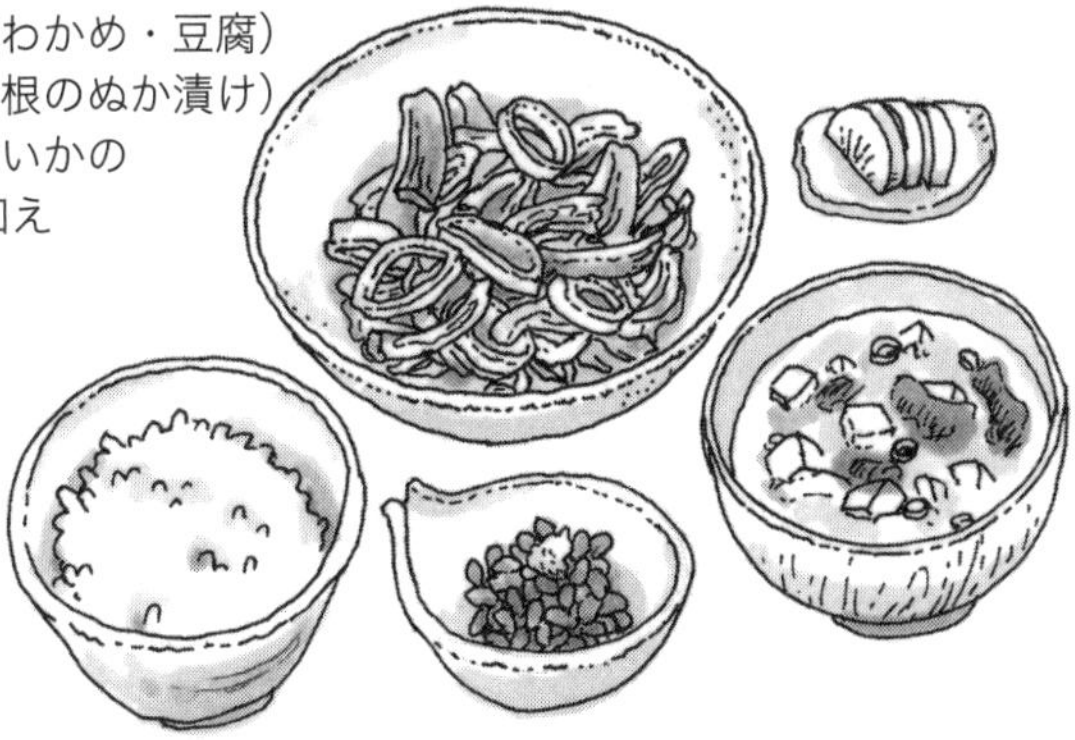

※１週間の献立例につきましては、185ページをご参照ください

家族の健康を守る
昼ごはん

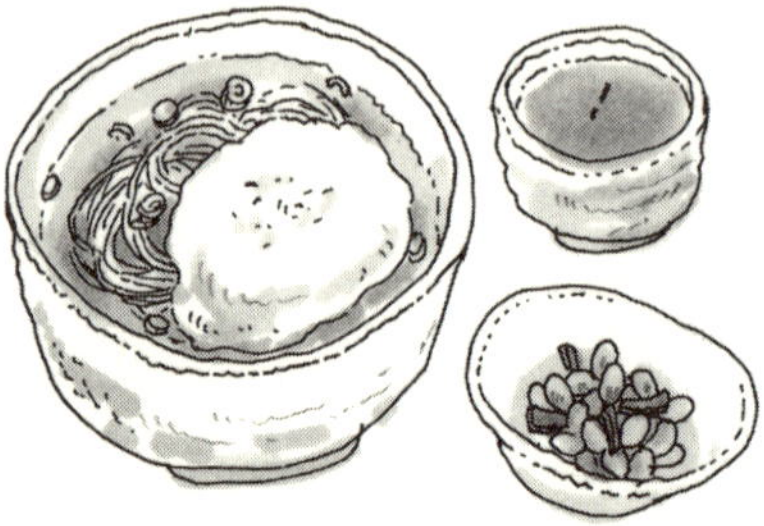

献立例①

・とろろ蕎麦
・煮豆（大豆・昆布）
・ほうじ茶

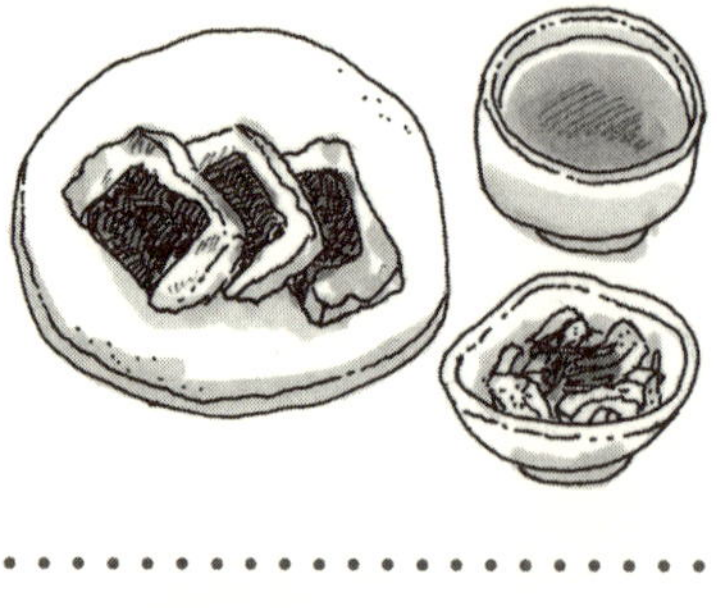

献立例②

・磯部もち（のり）
・こんにゃくのピリ辛炒め
・ほうじ茶

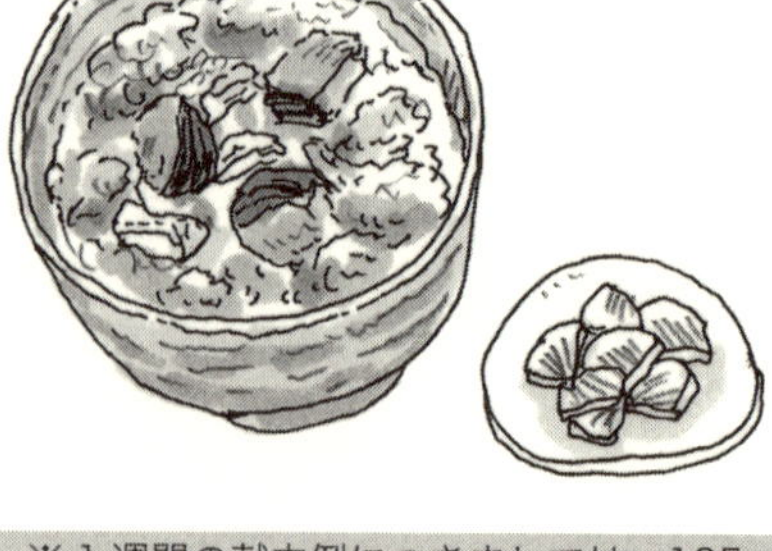

献立例③

・かぼちゃぞうすい
（朝のみそ汁の残りに
卵を加える）
・漬物（大根のぬかづけ）

※１週間の献立例につきましては、185 ページをご参照ください

家族の健康を守る

おやつ

献立例①

・焼きいも（サツマイモ）
・水

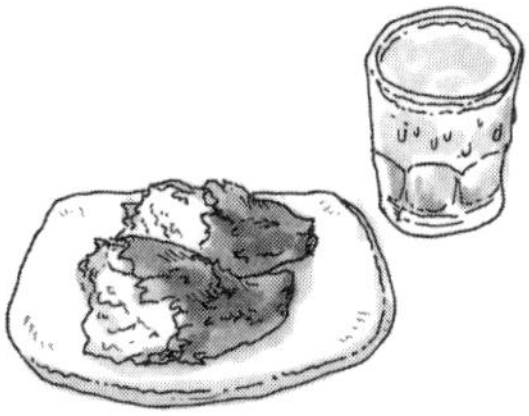

献立例②

・おにぎり（鮭）
・麦茶

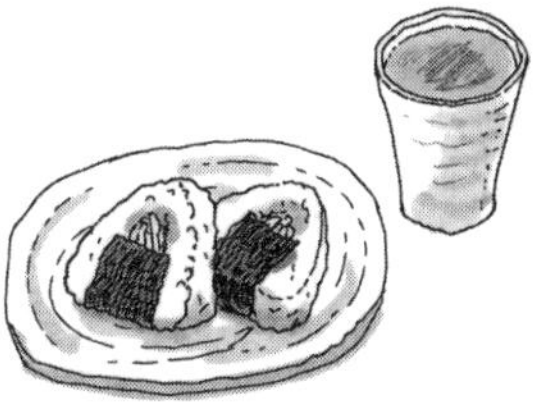

献立例③

・きなこ餅
・水

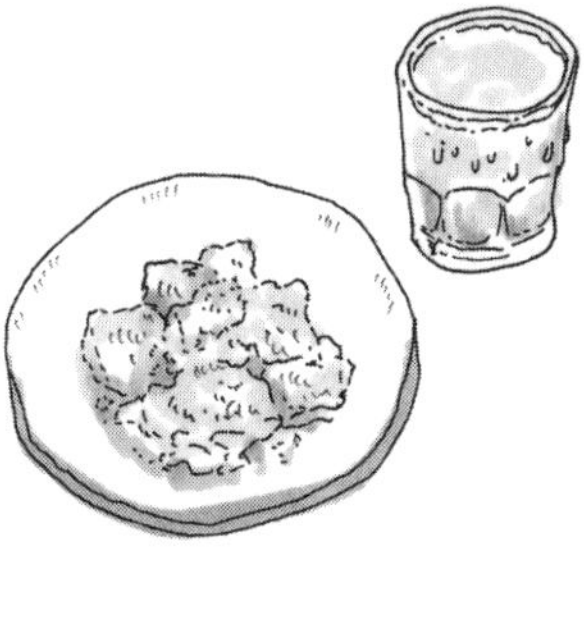

献立例④

・焼きおにぎり
・水

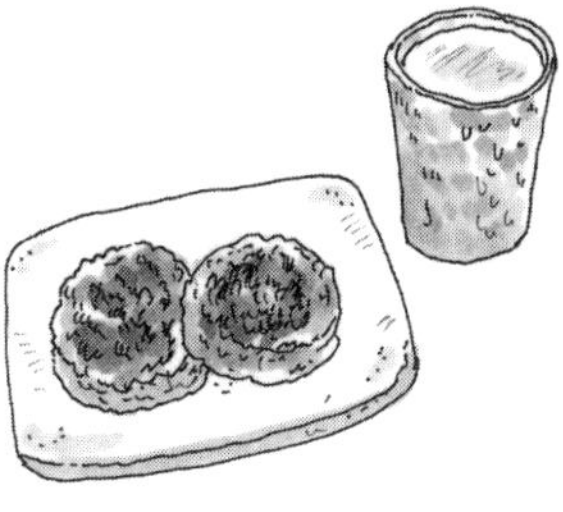

※1週間の献立例につきましては、185ページをご参照ください

家族の健康を守る

夕ごはん

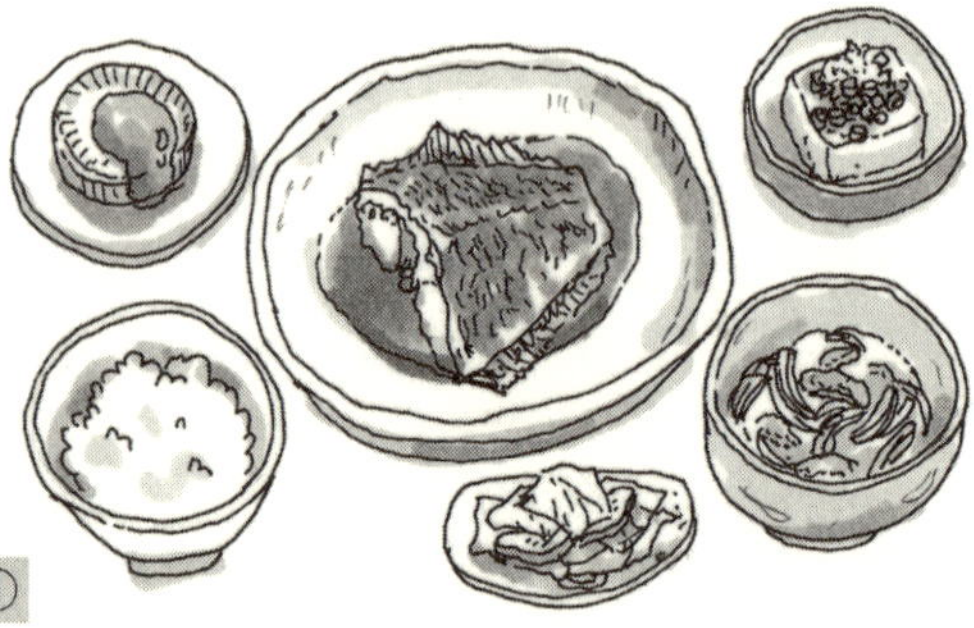

献立例①

・ごはん　・みそ汁（玉ねぎ・油揚げ）
・漬物（きゃべつの浅漬け・きゅうり）　・かれいの煮つけ
・ふろふき大根　・冷奴（しょうが・ねぎ）

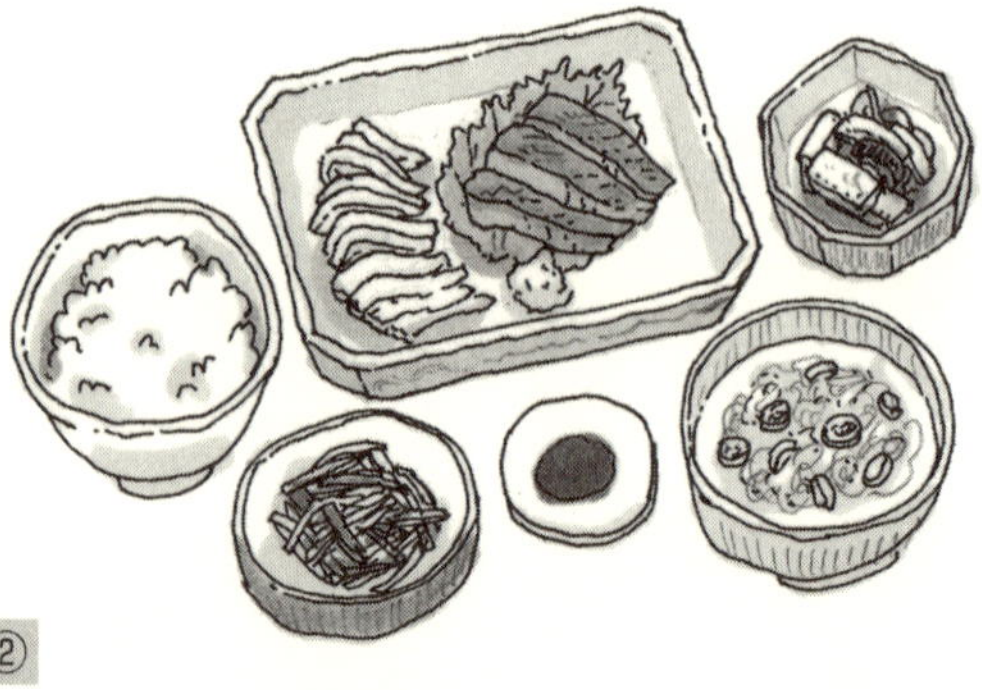

献立例②

・ごはん　・お吸い物（とろろ昆布・ねぎ）　・刺身（いか・まぐろ）
・きんぴらごぼう（ごぼう・にんじん）
・高野豆腐の煮物（にんじん・しいたけ）

※１週間の献立例につきましては、185 ページをご参照ください

子どもの顔みて
食事はつくるな！

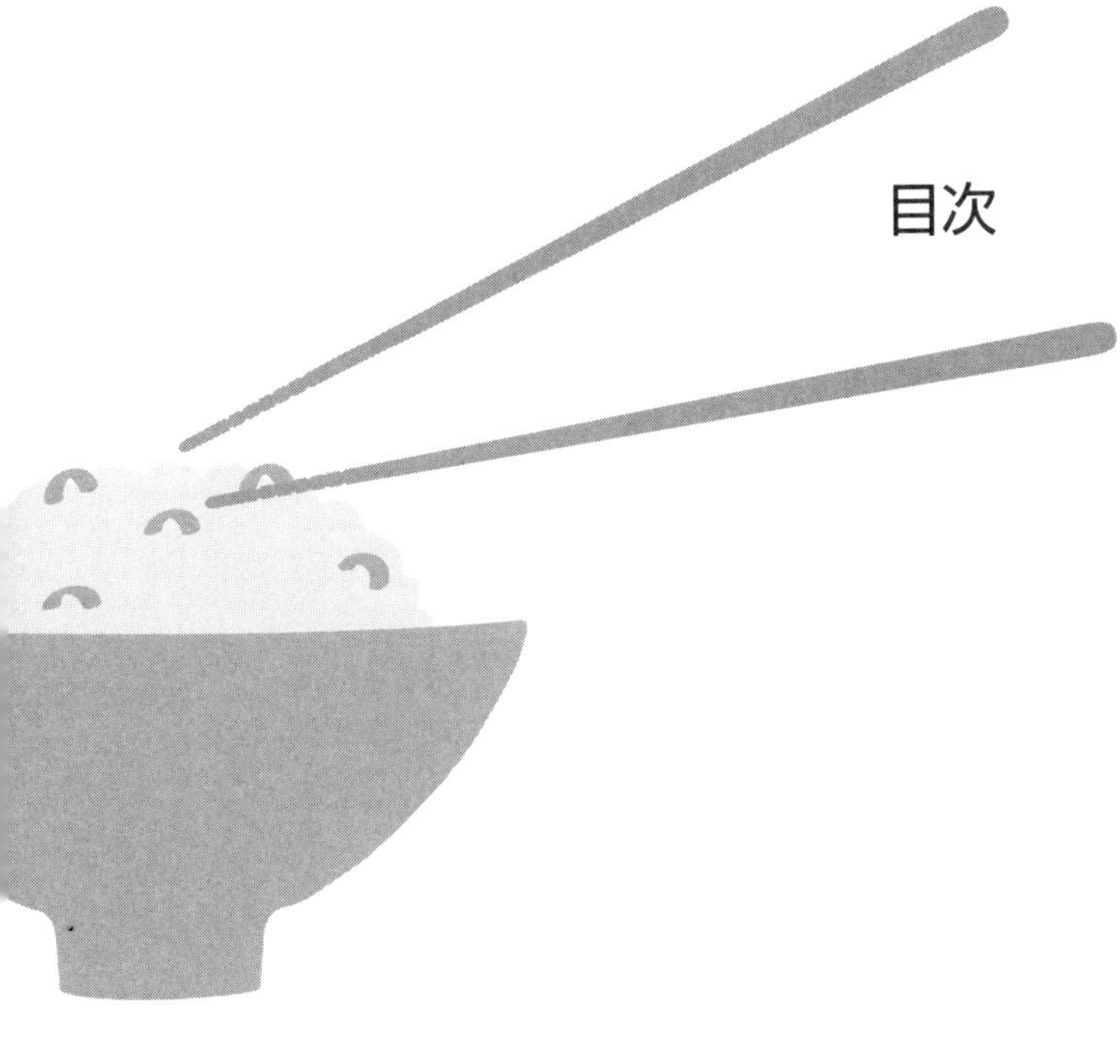

目次

1章 子どもの顔みて、頑張り方を間違っていませんか？

2章 お父さんの健康のためにも、子ども中心で考えてはいけません

3章 お母さんの健康のためにも、子ども中心で考えてはいけません

4章 簡単・ムダなし！みんながよろこぶ粗食ごはん

主食

汁もの

常備食

副食

外食

イラスト……松本よしえ
デザイン……青木佐和子
編集協力……柏木智帆

1章

子どもの顔みて、頑張り方を間違っていませんか?

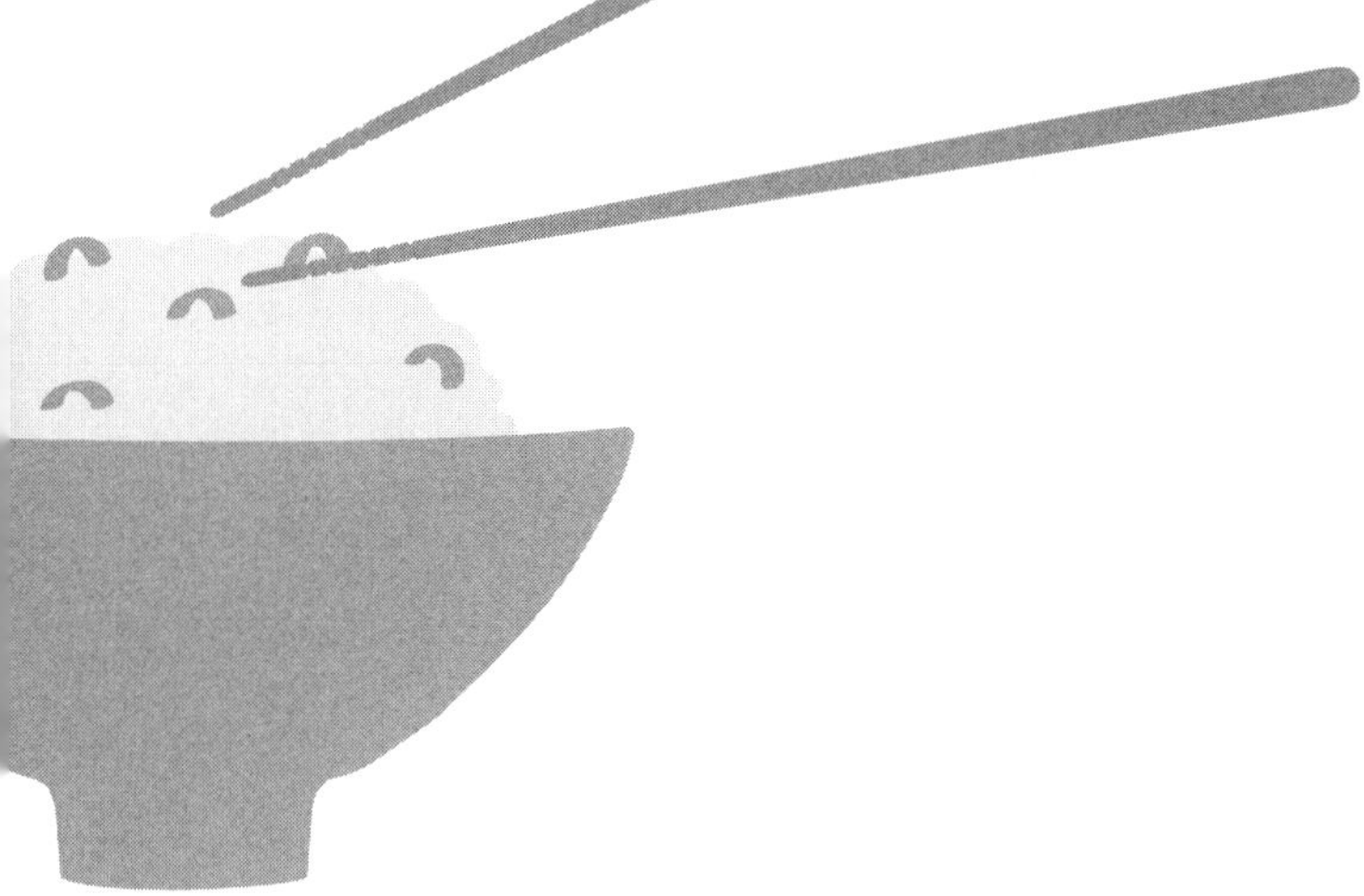

お子さんの食事づくりに悩んではいませんか？

「食事づくりが悩みのタネ」というお母さんは多いのではないでしょうか。とくにお子さんが小さい場合はなおさらでしょう。

　現代はさまざまな健康情報が飛び交う〝情報過食症時代〟です。

「これを食べれば健康になれる」「この食品が体にいい」……情報を仕入れれば仕入れるほど、お母さんの悩みは尽きないどころか、増える一方でしょう。

「もっと健康に」「もっと頭のいい子に」と、子どもの将来を思い、健やかな成長を願うからこそ、日々の食事に悩まれていることと思います。

　お子さんの食事について、お母さんにどんなことが悩みかを聞くと、たいていこんな答えが返ってきます。

「子どもが偏食で困っています」

「野菜を食べさせるにはどんな工夫をすればよいのでしょうか？」

一生懸命に頑張って、疲れてしまっているお母さんもたくさんいます。

しかし、本来、食事づくりは子どものために無理をしなくてもいいのです。**手抜き「で」いいのです。むしろ、手抜き「が」いいのです。**そうすれば、お子さんをはじめ、お父さん、そしてお母さん自身の健康にもつながっていくのです。

「何を食べればいいのか」は、じつは子どもの本能が知っています。ただし、子どもの欲望とは違いますから、ここは要注意です。

子育ては、家族の健康につながる最大のチャンスです。

本書ではお子さんと、お子さんだけでなく、お父さん、お母さん、家族みんなの健康な体をつくる食事法を具体的に説明していきます。

きっと食事づくりの悩みから解放されるはずです。

昔は「子どものための食事」などつくってはいなかった

わたしが子どものころは、子どもの食事づくりで悩んでいるお母さんはいませんでした。

いるとしたら、それは経済的に厳しいという意味での悩みでした。

あのころ、お母さんたちはわざわざ子どものための食事などつくりませんでした。煮物や佃煮《つくだに》、おひたし、焼き魚など、祖父母や父母が食べているおかずのなかから、子どもは好きなおかずを選んで食べていたのです。

子どものころのわたしは、運が悪ければ食卓に並んでいるおかずのなかで食べられるものがありませんでした。そんなとき、わたしは茨城県出身なのでごはんとみそ汁に納豆で食べていたように思います。

もしかしたら、ほぼ毎日、そんな食生活だったかもしれません。あるいは、ふりかけをかけて食べたり、ごはんにみそ汁をかけて食べたりしたものでした。子どもはみそ汁さえあれば、あるいはふりかけさえあれば、よろこんでぱくぱくとごはんを食べるものです。

かつての食事の問題といえば、「いかに３６５日食べつなぐか」でした。ところが、今は「何を食べたら健康にいいか」「どうすれば栄養バランスよく食事ができるか」ということに関心が集まっています。

「子どもが何でもバランスよく食べられるように」と願うお母さんたちが、あれこれ工夫を凝らせば凝らすほど、お母さん自身を追い詰めてしまいます。

そして、そうした思いと努力とは裏腹に、子どもの健康を脅かすことにつながってしまう場合も少なくありません。

なぜ「栄養バランス」を気にするようになったのか

それにしても、お母さんたちは、いつの時代から子どもの食事づくりの悩みを抱えるようになったのでしょうか。

わたしは、昭和30年代に「栄養改善普及運動」が展開されてからだと考えています。

それまでは「子どもの食事」という言い方はしていませんでした。

ところが、「なんでも食べよう」という考え方が広がり、それまでのごはん中心の伝統和食を打ち捨てる方向の栄養教育が始まったのです。運動のなかでいまだにいわれているのが、当時の厚生省が提唱した**「6つの基礎食品群」**です。

この6つをバランスよく、つまり毎日の食事に必ずこの6つをまんべんなく組み合わせましょうという指導です。そして、「栄養バランス」という言葉が頻繁に使われるように

6つの基礎食品群とは？

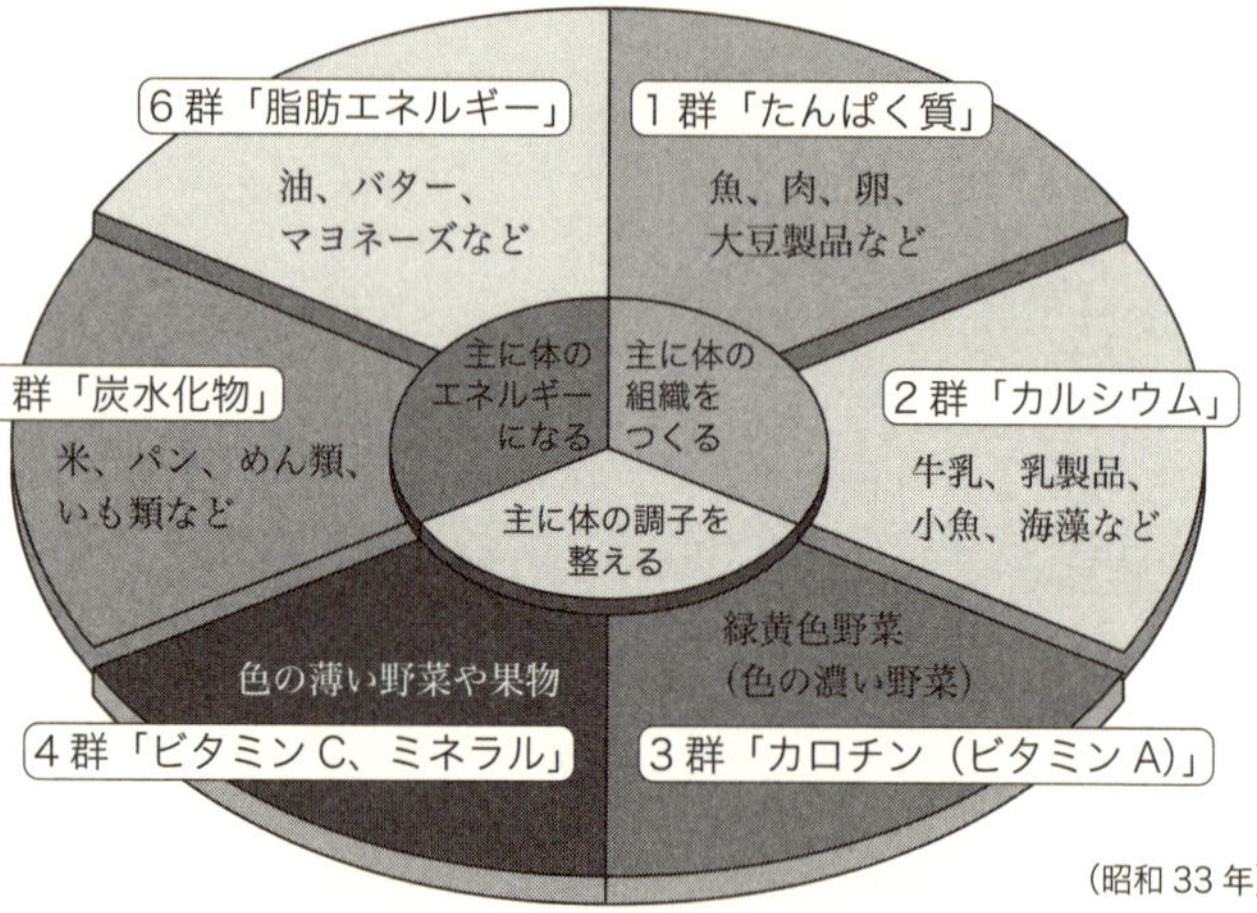

（昭和33年）

なりました。

その結果、「バランスのとれた食事をしよう」「1日30品目を食べよう」などという誤った食生活が常識となってしまいました。

ところが、子どもはこれを守れません。**とくに、3群の緑黄色野菜をよろこんで食べる子どもはほとんどいません。そこで、お母さんたちの苦労が始まったのです。**

この運動が展開され始める数年前、洗濯機や冷蔵庫、電気炊飯器などが発売され始めました。お母さんたちはこうした家電製品のおかげで家事時間が減ったはずなのに、食事づくりに頭を痛めるようになってしまうとは、なんとも皮肉な話です。

それにしても、「バランス」とはいったい

どういうことなのでしょうか。わかるようでわからない言葉です。

どの国の人も民族も、その土地でその季節に採れるものを食べてきました。たとえば、アメリカの子どもが納豆やみそ汁、刺身、生卵を食べなくても叱られることはありません。ところが、日本の子どもは牛乳やチーズを食べないと、「食事バランスが悪い」と注意されたりします。

人はそれぞれの環境のなかで工夫して、生きていくための知恵をあみ出し、現在の食生活を確立してきたのです。だから、それをバランスが悪いからダメだということはできないと思うのです。

栄養バランスを考えたらなぜか食事が〝欧米化〟

日本人の伝統食は、ごはんにみそ汁、漬物を中心にして、季節の野菜やイモ類、豆類、あるいは魚介類を食べるというものでした。米がとれない地域では、小麦粉でつくったほうとうやうどん、おやき、そばやイモ類などを中心とした地方もありました。

共通するのは、「何を食べるべきか」ではなく、「何が採れるか」。その土地でその季節に採れるものを、昔からの調理法で食べてきたのです。家庭の食事づくりは極めて簡単なものでした。

春先はタケノコ三昧、夏はきゅうり三昧など、それぱっかりを食べる「ぱっかり食べ」が当たり前だったのです。

しかし、6つの基礎食品群のような栄養指導が、さまざまな問題を引き起こしています。ごはんを主食に季節の野菜や魚介類、豆類などを使ったおかずを食べるという日本の本来の食文化は大きく変わりました。6つの基礎食品群では、主食であるはずのごはんが、野菜や肉や卵などと同列に扱われています。子どものころに家庭や学校で「ごはんは残してもいいからおかずを食べなさい」といわれた方は少なくないでしょう。

こうした栄養指導によって「カルシウムが足りない」「タンパク質が足りない」と、食品の「栄養素」ばかりを見るようになってしまい、「食生活」を考えた食事が見失われていきました。

ごはんは主食の座から転落して、肉や卵、乳製品、油などを使ったおかずが食卓の主役となってくるのです。

〝栄養素を重視〟した「奇妙な食事」

栄養素はあくまでも参考にするべき程度のことであって、栄養素を中心に考えるとおかしな食事になります。実際に、栄養素を計算してつくられている学校給食のなかには、「イチゴ蒸しパン、きつねうどん、牛乳」という組み合わせや、「みそラーメン、あんドーナツ、くだもの、牛乳」、「ジャムトースト、酢豚風、みつ豆、牛乳」などという組み合わせの献立が出されている例もあります。社員食堂や定食屋でこんなメニューを出されたらほぼ間違いなく客は怒りだすでしょう。

大学教授をしている知人が九州の国立病院に入院したときには、なんと「カ〇リーメイトの卵とじ」という世にも奇妙なメニューが出たそうです。栄養士にクレームをつけると、「きちんと栄養のバランスを考えています」と答えたそうです。学校給食の献立をつくっている栄養士たちも同じようなことをいいます。

笑えない話です。こうした油と砂糖たっぷりの食事を子どもたちが常食することで、アトピー性皮膚炎や肥満につながってしまう可能性もあります。

何を食べるべきか？　それは、子どもの「本能」に聞くのが一番です。

大人たちは口をそろえてバランス、バランス、といいますが、**わたしたちが生きていくうえでどれほどの種類の栄養素がどれだけ必要なのか、じつは研究的にも、誰にもわかっていません。**わからないのですから、そもそも計算できるはずがないのです。まずは意味不明のバランス論を捨てる必要があります。

大人のように情報に触れることがない子どもたちは、情報に左右されません。意味不明のバランス論とは無縁です。子どもは本能で自分に必要な食事を選び抜く力があります。

さまざまな食の情報に振り回されている大人たちに、何が大切なのかを教えてくれるのです。その本能に耳を傾けることこそが、家族全体が健康になるカギなのです。

子どもは胎児のころから苦いものが嫌い

「子どもが野菜を食べてくれません」

「嫌いな野菜をどうやって食べさせたらいいのでしょうか」

子育て中の多くのお母さんが直面している悩みです。「野菜を食べさせないと子どもの健康は守れない」と悩んでいるのです。

しかし、本当に野菜を食べる必要があるのでしょうか。

悩んでいるお母さんに「お子さんが野菜を食べないことで、何か困ることが起きていますか？」「お子さんが病気になってしまったなど、具体的に困ったことがありましたか？」と質問すると、これまでただの1人も具体的な問題が起きていると答えた人はいませんでした。

子どもの将来の健康や食事を心配するお母さんもいますが、**お母さん自身も子どものころはおそらく高い確率でピーマンやセロリを好んで食べたりはしていないでしょう。それでも、とくに問題は起きていないのではないでしょうか。**

子どもの野菜嫌いにはきちんとした理由があります。

子どもは食品に対する外部からの情報がありません。まして生まれたばかりの赤ちゃんに言葉はわかりません。しかし、危険なものを察知する能力は、赤ちゃんはおろか胎児のころから備わっているということがわかる研究があります。

胎児が浸っている羊水にいろいろな味の液体を入れて反応をみたところ、甘い物質を入れると通常よりもたくさんの羊水を飲みこむ一方で、苦い物質を入れると飲む量が減ったそうです。胎児のときにすでに味を識別するだけではなく、甘い味を好むことがわかったのです。

新生児でも同じです。赤ちゃんの舌にいくつかの化学物質を垂らしたときに、どのような表情をするかを観察した実験があります。砂糖を垂らしたときには、ニコニコと笑ってうれしそうな表情をするそうです。ところが、酸っぱい味を垂らすと口をすぼめてしまい、苦い味の場合は顔をしかめることがわかっています。ほぼ100％の子どもが同じ反応を示すのです。

母乳をはじめ、穀類やイモ類など甘みのあるものは、基本的に炭水化物が豊富で効率よく命をつなぐ食品ですが、たとえば青いみかんなど未熟な果実といった酸っぱいものや、コーヒーやタバコといった苦いものは、未熟で毒を含んでいる、あるいは腐敗している可能性が高いのです。

すっぱいもの苦いものは、身体に入れたら生命に危険が及ぶことさえあります。赤ちゃんはそのことを本能的に知っているのです。

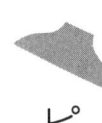

ピーマンを食べられなくても問題はありません

子どもは情報がありませんから、知識ではなく、目、鼻、口で危険なものを判断しています。まず、色。そして、におい。口に入れてしまってからでは遅いですから、味覚は最後の砦《とりで》です。口にする前に判断したほうが安全なのです。**食わず嫌いというのも、子どもの本能のなせる自己防衛策。子どもはとくに危険なものを回避する能力にたけているのです。**

たとえば、子どもは、「緑色」という日本語を知らなくても、ピーマンやクレソン、パセリなど、緑色の野菜を嫌います。

緑色の野菜や果物は、未成熟であることが圧倒的に多いから嫌うのです。ほとんどの野菜や果物は熟すると赤色や黄色に変わります。果物でいえば、みかん、いちご、さくらんぼなども青いうちは未成熟ですし、お米も青いうちは未成熟です。

未成熟の野菜や果物を食べても死にはしませんが、少量の毒を含むものもあります。植物には昆虫や動物から身を守るために働く有毒物質が含まれていることが多いのです。未成熟の緑色のトマトにはこの物質が含まれていますが、真っ赤に熟れるとほとんどなくなります。

もちろん緑の野菜は有害だから食べるなというわけではありません。ただ、野菜に含まれている微量の毒に、敏感な子どもは反応しているにすぎないのです。

納豆嫌いな大人がいるように、野菜嫌いな子どもがいてもいい

同じ緑色の野菜でも、きゅうりやキャベツは子どももよく食べます。それはにおいが少ないからです。クレソンやネギ、ピーマンなど、においの強い野菜を子どもは嫌います。ところで、においの強いものといえば、その筆頭は発酵食品でしょう。大人でもにおいの強いものが好きではないという人はいますよね。

発酵食品は、その食品が好きな人は「発酵」、嫌いな人は「腐敗」と識別しています。日本人が発酵食品として食べている納豆のにおいを、アメリカ人の多くは腐敗と位置づけ

るでしょう。「腐った大豆だ」と。わたしたち日本人も、たとえばスウェーデンで発酵食品として食べられていて世界一臭いといわれている塩漬けニシンの缶詰（シュールストレミング）や、韓国のエイ料理（ホンオ・フェ）などを腐敗と位置づける人は多いはずです。

大人でも好き嫌いがあるぐらいですから、子どもならばなおのことあるでしょう。

子どもは本能でにおいの強いものを拒否しています。発酵食品にかぎらず、ネギやニラ、生姜なども、薬味で少量程度ならばいいですが、大人であっても大量には食べられません。子どもはこうした強烈な成分を持つ食品をにおいによって見事に避けているのです。

一方で、子どもは命をつなぐためには甘みが必要であることを本能的に知っています。

わたしは以前、子どもを産んだばかりの旧知の女性からスプーン1杯の母乳をもらって飲んでみましたが、非常に甘いものでした。子どもがごはんやさつまいもなどでんぷん質の多い、つまり甘みのある炭水化物が好きな理由がここにあります。

わたしたちも子どものころは苦手だった苦味や酸味は、知識が増えて継続的に摂取することで、旨みを感じるようになっていきます。だからこそ、コーヒーを飲んだりビールを飲んだり、ニラやセロリやゴーヤなどを食べるようになるのです。

情報がない子どもは、知識ではなく、色・におい・味覚で判断します。子どもは苦い野菜を食べなくても極めて健康的です。何を食べるべきかを本能で判断している子どもに、本来は偏食なんてありません。

子どもが好きな野菜、嫌いな野菜

カゴメ株式会社の子どもの食生活調査（「子どもの野菜の好き嫌いに関する調査」２０１１年）では、「子どもの好きな野菜」は、１位とうもろこし、２位じゃがいも、３位えだまめ、４位さつまいもとなっています。見事にカロリーの高いものが並んでいます。

といっても、とうもろこしは穀類、えだまめは豆、じゃがいもとさつまいもはいも類なので、「野菜」というよりも「八百屋に売っているもの」というほうが正確です。

つまり、穀類、いも類などでんぷんがたくさん含まれていて甘みがあるもの、カロリーが高くて赤色や黄色のものが好きなのです。ほとんどの植物は赤色、黄色になったときが食べごろだからです。

エネルギーや熱量、栄養価がもっとも高くなるタイミング。それをわたしたちは「旬」

野菜のカロリーってどのくらい？

子どもの好きな野菜

順位	好き	熱量
1	とうもろこし	350
2	じゃがいも	76
3	えだまめ	135
4	さつまいも	132
5	きゅうり	14
6	トマト	19
7	ブロッコリー	33
8	にんじん	37
9	かぼちゃ	91
10	大根	25

子どもが食べてくれない野菜

順位	食べてくれない	熱量
1	なす	22
2	ピーマン	22
3	しいたけ	18
4	水菜	23
5	オクラ	30
6	ニラ	21
7	エリンギ	24
8	ねぎ	28
9	トマト	19
10	アスパラガス	22

㈱カゴメ調査 2011 年、『日本食品標準成分表』（文部科学省他）より作成

と呼んでいます。子どもは「旬」のものが好きなのです。

一方で、同じ調査の「嫌いな野菜」にはカロリーの低いものがランクインしています。1位はなす、2位は同数でピーマンとしいたけ、4位は水菜でした。子どもはこうした青臭かったり苦みがあったりする緑色や紫色などの野菜を食べようとはしません。

とくにホウレンソウやピーマンは、同調査でも、お母さんが子どもに食べてもらいたい野菜の上位に入っています。ところが、子どもがニラ、ゴーヤ、クレソンなどを食べないと悩んでいるお母さんには出会ったことがありません。

なぜホウレンソウやピーマンは食べさせる

努力をしなければならないのでしょうか？　それも、子どもの栄養バランスのためには緑黄色野菜を食べなければならないという、栄養教育に翻弄されている結果だといえます。

刻んで混ぜて子どもをダマしていませんか？

子どもの本能を考えず、「バランスよく」緑黄色野菜を食べるよう求めるのが前述した栄養教育です。子どもは胎児のころから甘いものを好み、緑黄色野菜を嫌うのが本来なのですから、「6つの基礎食品」を実践しようとすると、マジメなお母さんほどノイローゼ状態になってしまいます。

栄養学の関係の本には、「野菜を食べないと健康を保てない」「精神的に落ち着きがなくなる」「病気になる」などと書かれているものもあり、お母さんたちが子どもに野菜を食べさせようと躍起になってしまうのも無理がありません。

なかには、あの手この手で子どもに野菜を食べさせようと、「だまし食べ」を提案する人もいます。

ある本には、「かぼちゃのアイスココア」というものが紹介されていました。加熱して柔らかくしたかぼちゃに牛乳を加えてのばし、ココアと砂糖と水を入れてミキサーにかけて完成です。「ピーマンドーナツ」というものもありました。ピーマンをミキサーにかけたものを混ぜてそれを揚げ、砂糖をまぶして食べさせましょうというものです。

甘いお菓子ですから、子どもたちはよろこんで食べるでしょう。マジメなお母さんほど、こうした食事づくりを実践しようとしてしまうのです。

他にも、ある新聞記事では料理研究家の方が、すりおろした人参を混ぜた卵でごはんを包むオムライスや、ミックスベジタブルを固形ブイヨンで煮てミキサーにかけて缶詰のクリームコーンと牛乳を混ぜたスープなどを提案していました。

こうした情報が入ってくると、マジメなお母さんほど、砂糖、油、化学調味料を使って子どもに野菜を食べさせようと一生懸命になってしまいます。

野菜をおひたしで食べさせるのは難しいからといって、砂糖、油、マヨネーズを使って子どもが好むようにカロリーを上げたり、マヨネーズやケチャップで子どもが好む黄色や赤色にしたりと、子どもを油漬け・砂糖漬けにしてしまっているのです。このような調味料をわたしはマヨケソ（マヨネーズ・ケチャップ・ソース）と呼んでいます。

なぜ今アトピーになる子どもが増えているのか

マヨケソは何が問題なのかというと、まずマヨネーズには大量の油が含まれているからです。さらに最近では油だけでなく砂糖が含まれているものもあります。ケチャップとソースは砂糖だけで油は含まれていませんが、チキンライスやオムライス、お好み焼き、焼きそば、とんかつと、ほぼ１００％、油が欠かせない料理に使われます。それらを大量に使うのが「お子様ランチ」です。

当然子どもは、赤や黄色で熱量の高いお子様ランチを好んで食べるようになります。そして、それが肥満やアトピーを引き起こす原因となっています。

和食が基本となっていた時代にアトピーはほとんどいませんでした。いたとしても「いつの間にか治ってしまう」といわれた病気でした。

わたしは、アトピーの子どもが増えた主因は欧米型の食生活にあると思っています。

アトピーを直すためには欧米型の食生活を変えることが先決です。ところが、世間を飛び交うのは「食生活」よりも「食品」の情報ばかりです。

食物アレルギーの原因となる食品は、小麦、卵、牛乳である場合が多いため、「卵を使っていないクッキー」や「米粉のパン」など、いわゆる「除去食」と呼ばれるものを買って子どもにあたえるお母さんもいます。お子さんのためを思っての気持ちはわかります。もちろん、「除去」が必要なこともあります。

しかし、「食品」ではなく、まずは「食生活」を見直すことが大事だと思うのです。食生活全体を見直さすに「除去」ばかりを考えていたら、料理の手間もお金もいくらあっても足りなくなります。当然、家族ともかなり違った食生活をしなければならなくなります。

ある家庭では子どもがアトピーになり、小麦や卵、牛乳などを食べないようになったことで、食事がごはん中心の和食になったり、おやつがさつまいもやおむすびなどのおやつになったりと「食生活」が変わりました。

すると、**子どものアトピーが改善しただけでなく、お父さんの肥満やお母さんの便秘が改善したそうです。そのような例は決して少なくありません。**「除去食」にお金を使うよりも、まずはごはんをしっかりと食べるほうが簡単で、しかも経済的です。その上で、「除去」も考えるというのが順番です。

子どもの本能を欺く飲みもの・食べもの

「子どもたちの本能に聞けといっても、子どもはお子様ランチやスナック菓子、清涼飲料水、ファストフードが大好きだけど……」

たしかに子どもは油と砂糖たっぷりの食べものを好みます。その理由は、こうした食べものが「エネルギー、熱量がたっぷりだよ」と、色とにおいと味で子どもを強烈に惹きつけるからです。子どもの本能を欺いているともいえます。

ですから、子どもの「顔をみて」食事づくりをしてはいけません。あくまで子どもの「本能に聞いて」ください。

私が子どものころは、子どもたちが好きなものを食べていればよかった時代でした。炭水化物はごはんやさつまいも、脂質は魚や肉、ピーナッツ、ゴマなどから摂っていました。

ところが、今や子どもの本能にまかせてさえすればいい時代ではなくなりました。いま身近な炭水化物となっているのは、白砂糖や異性化糖です。脂質も魚介類や種子類からではなく、精製された「植物油」が中心になっています。

異性化糖というものを聞きなれない方もいるかもしれません。清涼飲料水の原材料を見てもらえれば「ブドウ糖果糖液糖」「果糖ブドウ糖液糖」、あるいは「コーンシロップ」と表記されています。

これらが異性化糖です。とうもろこしからつくられ、清涼飲料水だけでなく、アイスクリームや乳製品、ジャムなど幅広く使われるようになっています。

白砂糖、異性化糖、食用油は極度に精製されているため、自然界ではありえない成分となっています。そのため、糖質や脂質がほぼ100%と、薬品並みの純度です。自然の食品に含まれているようなミネラルやビタミンなどの微量栄養素はほとんど含まれていません。

そのため、栄養素がほとんど含まれていない白砂糖や異性化糖、食用油が使われた食品を常食・常飲することは、ある種の栄養失調を引き起こすことにつながっていきます。

食品中の糖質・脂質とは比べものにならない、こうした強烈な糖や油が登場したことが、子どもの味覚、本能をおかしくしています。かつてのように子どもが好きなものを食べていては危険な状況になってしまったのです。

なぜあんなにハンバーガーが好きなのか?

子どもの顔をみて、つまり子どもがよろこぶ食事をつくっていると、子どもはこうした砂糖や異性化糖、食用油にとことん走ってしまいます。**一度覚えてしまうと病みつきになってしまう可能性が高いのです。**

わたしはこうした食品を「マイルドドラッグ」と呼んでいます。いわば一種の「麻薬」です。とくにスナック菓子と清涼飲料水は程度の差こそあれ、酒やたばこなどと同類だと思っています。グラニュー糖を見てください。さらさらしていて真っ白です。これはどう見たって薬です。「やめられない　とまらない」といううたい文句で宣言しているスナック菓子がありますが、まさに油と砂糖には常習性があるのです。

ファストフードのメニューには緑色の野菜や香味野菜などほとんど使われていません。ほとんどの料理の色が白、黄、赤と子どもが好むものばかりです。ハンバーガーの肉には油脂類、肉を挟んでいるパンには、でんぷん、砂糖、油脂類。そこにかけるマヨネーズ、ケチャップ、ドレッシングも油だらけ。さらに、でんぷんに油まみれのフライドポテト。

このように、でんぷんや砂糖、肉、旨み調味料（アミノ酸）、油脂類と、子どもが好む条件が集結しているのです。

お子様ランチも同様に、ケチャップごはん、目玉焼き、ソーセージ、から揚げ、オレンジジュース、乳酸菌飲料など、油と砂糖まみれです。

ソーセージや練り製品には、砂糖や化学調味料、食品添加物が含まれているものがほとんどです。砂糖が入っているのですから、子どもが好むわけです。**ソーセージやハムエッグにケチャップをかけて食べることは、砂糖菓子に砂糖をかけて食べるようなものです。**

スナック菓子がとまらないワケ

食品というのは、糖質やタンパク質、ビタミン、ミネラル、あるいは食物繊維などさまざまな栄養素が含まれています。

たとえばごはんの主成分は糖質ですが、それは3割ほどで、その他に水分や食物繊維や

ビタミン、ミネラルなどが複合的に含まれています。そのおかげで、たとえば食物繊維が排泄を促したり、ビタミンB1がでんぷんの代謝に役立ったりしています。それが自然な食品なのです。

糖質に関していえば、さつまいもは甘いですが、それでも炭水化物は成分中の30％前後で、残りは水分やビタミン、ミネラルなどです。

脂肪に関していえば、肉のなかでもバラ肉（三枚肉）はかなり脂がのっていますが、それでも脂肪はせいぜい30％程度。ウナギのかば焼きやサンマの開きの脂質は20％前後。サシがたっぷり入ったサーロインステーキや脂がたっぷりとのったマグロの中トロでさえ脂質は30％ほどです。こうした食品は、高価でもあるため、そう簡単にドカ食いできるものではありません。

一方で、スナック菓子は主原料の小麦やとうもろこし、じゃがいもを油で揚げて旨み調味料がたっぷりとかけられています。こうした油をたっぷりと使ったスナック菓子は、ほとんどの商品に20～40％、平均すると30％ほどの脂質が含まれています。サーロインステーキやマグロの中トロ並みの量です。

それだけでもおいしく感じるはずですが、そこに旨み調味料や食塩が使われ、最近では砂糖を使っている商品も増えています。しかも、**食用油を使ったスナック菓子、異性化糖を使った清涼飲料水は安価で手に入りやすく、簡単にドカ食いできてしまうのです。**

食後のデザートとして蒸かしたさつまいもはそうそうたくさん食べられるものではありませんが、そこに砂糖を加えて芋羊羹《ようかん》にすると少しは食べられるようになります。さらに、バター（油）と砂糖でスイートポテトにすればもっと食べられるようになり、油で揚げて砂糖と旨味調味料などでスナック菓子にすれば、いくらでも食べられるようになってしまいます。いわゆる「別腹」です。

わたしたちは自然な甘みだけではそうそう食べすぎることはありません。しかし、食欲をセーブする機能は、そこに砂糖が加わると鈍くなり、さらに脂肪が加わるともっと鈍くなっていきます。さらにそこに旨み調味料が加わると、歯止めがきかなくなります。

動物園にいるサルは、りんごやバナナならば空腹を満たせば食欲に歯止めがかかり、食べすぎることはありません。しかし、来園した客たちが投げ入れた菓子パンやクッキー、スナック菓子は、ひと度口にしたら歯止めがかからなくなります。いくらでも食べてしまい肥満になり健康を害するようになってしまうのです。

子どもの〝オジサン化〟が進んでいる!?

炭水化物には「複合糖質」と「精製糖質」があります。「複合糖質」とは、ごはんやいも類など、炭水化物（糖質）以外にもさまざまな栄養素が複合的に含まれている食品です。

一方で、「精製糖質」とは、さとうきびを精製してつくった白砂糖やグラニュー糖、あるいは前述した異性化糖など、炭水化物（糖質）がほぼ１００％の炭水化物です。

この精製糖質の登場、加えて食用油の登場によって、味覚や満腹中枢など、子どもの本能が狂い始めています。

文部科学省学校保健調査報告書によると、過去30年で肥満児は3倍に増加しています。

「小児肥満症」「小児メタボリック症候群」などという言葉を耳にするようになり、それにともなって、さまざまな生活習慣病も増加しているのです。これまで子どもの健康や病気に関する悩みは、アトピー性皮膚炎やアレルギー疾患がほとんどでしたが、これからは大きく変わると思います。

子どもの肥満で悩んでいるお母さんが、保健センターで「野菜をもっとしっかり食べさせてください」と指導され、毎日のように焼きそばやチャーハンに野菜を入れて食べさせるようにしたところ、余計に太ったという笑えない話もあります。だまし食べを推奨する「食育」と同様、指導側が現在の食生活の問題点を理解していないのです。

学力を下げる食事、学力アップにつながる食事

いま、ある大手予備校の合宿先ホテルの関係者に食事指導をしています。食事に飽きるという苦情が出たり、便秘になってしまう生徒も多く、疲れやすいなどの影響が出ていたため、相談を受けたのです。

食事が学力に影響することはありますが、学力が上がるということはまずありません。カルシウムやレシチンが学力アップにつながるという栄養学者もいますが、そもそも栄養素に注目するとおかしな食事になってしまうのは、前述したとおりです。

この予備校の合宿所の食事を見ると、これまでは揚げ物やマヨネーズのかかったサラダ

など、砂糖と油だらけのお子様ランチのような食事が多かったのです。食事指導の目的は、現状の食事がマイナスであるために起きているさまざまな弊害を改善することです。

そのためには能力をきちんと引き出す食事を摂ることが大切です。まずは、砂糖、油脂まみれの食事による集中力の低下など、現状の問題に気づくことが大事です。

生徒たちは、1泊2日ぐらいならば目で食べますから食事に見た目を求め、2泊3日だと口で食べますからおいしさ重視、3泊以上になると胃袋で食べます。胃腸はだませないものです。

お子様ランチ食が続くと、まずは便秘（もしくは下痢）になり、食事に飽き始め、その後は疲労感や食欲低下などの症状があらわれます。たとえば、いくらラーメンが好きな人でも、朝昼晩に毎日こってりしたラーメンを食べ続けられる人はいません。必ず飽きるはずです。

飽きるというのは大切な本能で、体が危険信号を出しているのです。人間には、危険を察知して身を守る働きがあるのです。たとえば、水を飲んでも飽きないのは、体に必要不可欠なものだからです。子どもたちが食事に飽きるということは、子どもの健康を害する食事を出しているということなのです。

改善を指導した食事で、すでに実績が出ています。多くの生徒の便秘も解消しました。

脳にいい食事で学力がアップしたとか、そういう話ではありません。体調が整ったことで能力が引き出されて学力アップにつながっただけなのです。

おやつは「4回目の食事」と考えよう

体に害を及ぼしながらも飽きることなく摂取し続けてしまうのが、清涼飲料水です。冷たいから飽きにくいのです。

先日、アルミパックに入った「飲むアイス」と称するアイスクリームを、溶けた状態で飲んでみましたが、甘くて飲めませんでした。ファストフード店のシェイクは、冷たいうちはチュルチュルと飲めてしまいますが、溶けてくると甘さが強くなり、ぬるくなったころには飲めたものではありません。冷たいと実際よりも甘さを感じにくいのです。

子どもは暑がりで汗っかきです。水分が好きで、アイスなどの冷たい食べものが好きです。清涼飲料水に慣れてしまったら、子どもはとことん清涼飲料水を好んで飲むでしょう。

そこにスナック菓子も付け加えると、最強タッグです。この組み合わせは特別に問題です。**スナック菓子や清涼飲料水はお菓子としての問題だけにとどまりません。味覚への影響のほか、きわめて高カロリーなため、食べるときちんと食事がとれなくなってしまうことにもつながるのです。**

子どもには本来、偏食の心配もなければ、食べすぎ、食べなさすぎの心配もないのです。まだ野菜を食べないのは食べる必要がないからで、食べすぎに見えるときは成長に必要だから食べているのです。ごはんを残すときは、胃腸を休ませる必要があるからです。

エネルギー源であるでんぷんが不足すると、子どもは甘いおやつやジュースをほしがります。それを食べさせていると食事が食べられなくなってしまいます。ごはんをしっかりと食べてエネルギー摂取が十分であれば、余計なおやつも必要なくなり、自分に必要なぶんの食事を食べるようになります。

わたしの子どものころは「おやつ」というものは、おにぎりだったり蒸かしたさつまいもだったり、夏になればスイカでした。おにぎりの表面に味噌を塗っただけでも最高のおやつです。

「おやつ」といえばお菓子というイメージが定着していますが、本来のおやつは「八つ時」

（3時）に食べるもので、小腹が空いたときの4回目の食事のことです。ですから、子どものおやつはおにぎりで十分なのです。思い切り遊びまわってお腹が空いた子どもは大よろこびで食べるはずです。

「お菓子でないとかわいそう」というのは大人の発想です。大人は空腹を満たすことだけをおやつに求めているのではありません。むしろ、お腹は空いていなくても甘いものなどで心を満たされることを求めています。

しかし、子どもはそうではありません。「無添加クッキー」も「手作りアイスクリーム」も、お菓子であることに変わりありません。大人が自分のものさしで判断してしまって、わざわざお菓子を用意する必要はないのです。おにぎりが入らないようであればお腹が空いていないのですから、そもそもおやつを食べる必要はないのです。

右手に清涼飲料水、左手にスナック菓子の時代です。すでに1987年の時点で、一世帯が1年間に買うお菓子代がお米代を超えてしまっているといいます。お菓子は、いずれも安価で簡単に手に入ってしまいますが、大人の役割はこうした嗜好品をセーブしてあげることです。

アルコールやタバコ、コーヒーなどは多くの人が大人になってから覚えたはずです。甘いお菓子やスナック菓子だってビールやコーヒー、タバコなどと同じこと。
甘い〝麻薬〟、うまい〝麻薬〟は、大人になってからで十分なのです。

カタカナ主食、スナック菓子、清涼飲料水などを子どもから遠ざけたうえで、あとは子どもの本能にまかせておけば間違いありません。おかずを食べさせようと気をもむ前に、砂糖や油が入ったおやつを控えて、ごはんをしっかりと食べさせてください。

パンには、フライパンが似合う

近年ではパンやパスタ、ピザ、ラーメンなど、小麦を使った主食が増えています。わたしはこれらを「カタカナ主食」と呼んでいます。その流れはとどまるところを知らず、シリアルやパンケーキ、マフィンなど、お菓子のようなものまでもが常食されています。

カタカナ主食はごはんに比べてでんぷんが少ないため、食後に菓子やジュースに手が伸びがちです。主食の変化は、油や砂糖、乳製品、加工品などの増加にもつながっています。

「パンのほうが手軽だから」ということで、朝食を中心に子どもにパンを食べさせている家庭も多いと思います。それも理解できます。たまにはそういう日があってもいいでしょう。しかし、パンを常食すると自然と油依存型の食事になってしまうのです。

どういうことかというと、ごはんには約70％の水分が含まれていますが、パンには約30％しか含まれていません。そのため、バターやマーガリンなどで口のなかの粘膜を油でコーティングしないと食べにくいのです。

クロワッサンやデニッシュロールにバターを塗らなくて済むのは、普通の食パンが油分4～5％であるのに比べ、クロワッサンやデニッシュロールは約30％も油分が含まれていて、バターやマーガリンを使わなくても、油で口の粘膜がコーティングされるからです。

さらに、パンを主食にすると、一緒に食べるおかずも、おのずとハムエッグやマヨネーズやドレッシングをかけたサラダなど洋風になり、油たっぷりの食卓になってしまいます。

パンが主食の食卓に、佃煮や冷奴、サンマの塩焼き、いかの刺身、ホウレンソウのおひたしなどは並びません。ホウレンソウを食べるとしたらバター炒めに、魚やイカはマリネやフリッター、ムニエルなどにするしかありません。

季節の野菜や魚介類が並ばないパン中心の食事では、子どもを野菜嫌い、魚嫌いにさせてしまうようなものです。そして、毎朝こうしたパン中心の食事をとることは、脂肪の摂取割合からして、朝から天ぷらやフライを食べるようなものなのです。

また、パンはよほど注意して選ばないと、乳化剤や膨張剤、保存料など、食品添加物だらけのものを口にすることになります。さらに、パンの原材料に書かれている、たとえばマーガリン自体に含まれる添加物（乳化剤、着色料など）まで考えたら、まさに食品添加物のかたまりを食べているようなものです。

さらに、最近の食パンはそれほどマーガリンやバターを必要としなくなっています。塗らなくても十分に油脂類が含まれているのです。砂糖もたっぷりと含まれているので、いつまでもしっとりしています。あんパンやクリームパンのようなものだけが菓子パンではありません。食パンもどんどんお菓子のようになっています。

ドーナツやシリアル、スコーンなどを毎朝の食事にしている人はもちろん、こうした食パンを毎朝食べていることも、毎朝お菓子を食べていることと同じだといえるのです。

噛まないカロリーは必要ない

清涼飲料水の消費量は、1人当たり平均で年間160リットル近く（全国清涼飲料工業会調べ、2013年）にものぼるそうです。

しかし、飲み物でカロリーをとるのは危険です。体に入るとあっという間に吸収されるため満腹感で食事が入らなくなりますが、お腹が空くのも早いためお菓子へ手が伸びてしまうという悪循環にも陥ってしまいます。

また、噛まないで食べていると、血糖値が上昇する前に食べものを口にすることになり、いくらでも入ってしまいます。実際に、肥満傾向の人ほど早食いの傾向があることはよく知られていますよね。

お子様ランチには、まんじゅうやケーキはついていません。ケチャップごはんやから揚げなど高カロリーの食事をしてしまったら、そういった甘い菓子類は食べられない可能性が高いからです。そのため、お子様ランチにはオレンジジュースや乳酸菌飲料がついていてます。あるいは、液体でなくても、ほとんど噛まなくても食べられるプリンやゼリーが置かれているはずです。噛む必要のない甘い液体は、満腹になっても飲めるからなのです。

一方で、水は飲み物として何よりも優れています。栄養もなければビタミンもない。そこが素晴らしいのです。液体で栄養をとるのは母乳だけです。赤ちゃんは歯がないので噛まずに栄養がとれるようおっぱいを飲むようにできています。しかし歯が生えて噛めるようになってくると、おっぱいから離乳食に移行して、徐々に固形物を食べるようになってきます。つまり、液体でエネルギーをとることは、せっかく噛んで食べられるようになった機能に逆行するおかしなことなのです。

私たちが日ごろ口にするもので動物でも植物でもないものは、水と塩だけです。空気と同じように、私たちが生きていくうえで欠かせない存在です。

「飲み物が水や麦茶じゃかわいそう」というのは、ジュースの砂糖やコーヒーなどのカフェインが心の栄養になる大人の発想です。

子どもは大人以上に水分を必要としていて、喉が渇いたら水や麦茶を喉を鳴らしてごくごくと飲みます。水や麦茶では満足できないという子どもがいたら、それは喉が渇いていないときで、飲み物を必要としていないのです。

牛乳は「嗜好品」だと認識しよう

「ジュースが健康によくないのはわかるけど、牛乳は子どもの成長に欠かせない」という方もいるでしょう。必ず牛乳がセットになっていた学校給食を食べ続けてきたお母さんたちにとって、「牛乳＝健康」のイメージが強烈に頭にあると思います。

しかし、本当に牛乳が子どもの成長に欠かせないものなのでしょうか。

前述したとおり、飲み物はカロリーを摂るためのものではなく、水分を摂るためのものです。学校給食では小学校に入学したての1年生にも6年生にも年次に関係なく一律同じ容量の牛乳が配膳されます。

小さな子どものなかには牛乳を飲んでしまうと、清涼飲料水と同じようにお腹がいっぱいになってしまって食事ができなくなってしまう子もいます。飲むとお腹がいっぱいになってしまうという意味では、牛乳は清涼飲料水と同じです。

それにしても、牛乳への絶対的な健康イメージは現代栄養学の最大の成果といえるでしょう。なぜか子どもの成長へのカルシウムの必要性は強調されていますが、「牛乳＝カルシウムが豊富」というのは果たして本当なのでしょうか。

牛乳に含まれているカルシウムは100グラム中130ミリグラムです。それに比べて、さくらえびは2000ミリグラム、ひじきは1400ミリグラム、昆布には710ミリグラム、わかめには780ミリグラム、煮干しには2200ミリグラムも含まれています。昔から日本人が食べてきた食物には多くのカルシウムが含まれているのです。

そもそも、そこまでカルシウムをとる必要があるとも思えません。前述したように、人間に必要な栄養素量なんて誰にもわかっていないのです。

日本人にとって牛乳が必要不可欠だとは思いません。日本は世界に誇る長寿の国です。**100歳を超えたお年寄りたちのなかに、「栄養バランス」を考えて食事をしたり、毎日欠かさずに牛乳を飲み続けてきた人はいないはずです。**

子どもが牛乳を飲まなければならないならば、子ども時代に牛乳なんてなかったという世代が、いま長寿者として健在なのはなぜなのでしょうか。日本が長寿国であることは、牛乳が必要でないことの「論より証拠」です。

子どもにとって牛乳は、大人にとってのビールのようなものだと思っています。つまり、嗜好品であるということです。

お子さんの食生活 Q&A

■ 1.「食」の安全が気になります ■

Q 3歳の子どもがいます。福島原発事故の放射性物質の問題が問われるようになってから、遺伝子組み換え、農薬、ポストハーベスト農薬、食品添加物など「食」の安全性が気になって仕方ありません。といっても、経済的な問題もあり、どのように考えていったらいいかわからなくなってしまいました。

A 経済的に可能だったら、自然食品店や安全な食品を流通する団体などから、「放射性物質未検出」あるいは「無農薬・無添加」の食品を購入することが理想だとは思います。しかし、現実的にはそれが可能な人は限られると思います。また、昔から〝自然食ノイローゼ〟という言葉もあります。神経質になりすぎて、経済的な問題が生じたり、家族関係までおかしくなってしまう人もいます。どこまで安全性に神経を使ったらいいかは非常に難しい問題です。経済条件、あるいは買い物の時間なども人それぞれだと思いますから、「無理のない範囲」で考えていくということしかいえません。

ただ、どのような条件の人でも現実的にすぐにできることが、ごはんを中心とした「和食」にすることです。ごはんを中心とした献立の場合、農薬までは避けきれませんが、ポストハーベスト農薬や食品添加物の心配はかなり減らすことができます。しかし、パン、マーガリン、ハムは加工食品ですから、食品添加物やポストハーベスト農薬を避けることは簡単ではありません。放射性物質や遺伝子組み換え食品の心配も高くなります。お子さんのおやつもなども、おにぎりをつくってあげれば食品添加物の心配をする必要はなくなります。その上で、サイフと相談したらいかがでしょうか。

■ 2.子どもが残してばかりで困っています ■

Q 5歳の子どもがいます。食事のとき、いつも残してばかりできちんと食べないので困っています。〝ムラ食い〟をなくすにはどうしたらいいでしょうか？

A そのことで何かの病気になったとか、具体的に困ったことがありますか？恐らく、困ったことは起きていないのではないでしょうか。

実際にムラ食いは何の問題もありません。むしろ、お子さんをほめてあげるべきことです。子どもは、体調や運動量によって、どこまで食べたらいいのかがわかるから残すのです。ところが、大人になると、テーブルに並べられたら、それが適量になっていまいます。

たとえば旅行に行ったときのホテルや旅館の夕飯は、家庭よりもご馳走がでるため、ついつい食べすぎてしまうものです。でも、このときのお子さんの姿を思い出してみてください。朝食も家庭に比べておかずが多いので、なおさら残しているはずです。夕飯を食べすぎたから、きちんと調整しているのです。とくにおかずを残します。しかし、お父さんお母さんは、夕飯に食べすぎているにもかかわらず、朝食も残さずに食べて、子どもが残したものまで食べたりします。あきらかに食べすぎです。私たち大人と、お子さんのどちらがまともか、考えてみてください。

▪ 3. 咀嚼しないで飲み込むように食べています ▪

Q 4歳の子どもがいます。先日、歯科医院に行ったとき「子どもに30回咀嚼させるようにしてください」といわれたのですが、いくらいっても咀嚼しません。どうしたらいいでしょうか？

A 現代の食生活は、咀嚼しないで飲み込むように食べる物が増えています。一昔前の食生活に比べて、かなり咀嚼回数が減っています。咀嚼は、単に食べ物を細かくするだけではなく、全身への影響も少なくありません。歯や歯周組織を丈夫にするだけでなく、胃や腸などの消化器管の負担を減らしたり、精神面への影響が大きいことも指摘されています。

ただし、4歳のお子さんが30回噛みながら食事をするでしょうか。ふつうは難しいと思います。食事の度にそれを強制することが本当にいいのか疑問があります。楽しいはずの食事が、叱る場になってしまったとしたら本末転倒です。

「30回噛みなさい」という前に、黙っていても咀嚼せざるをえない食生活を心がけることが大切です。現代の食生活が咀嚼しなくなっている最大の理由は、咀嚼を必要としない飲み物で熱量（カロリー）を摂ることが増えたことにあります。清涼飲料水、炭酸飲料水、果汁、牛乳、豆乳、イオン飲料、栄養ドリンクなどです。スーパーマーケットやコンビニエンス・ストアに行ったら、どれほど販売されているでしょうか。これらで熱量を摂ってしまうと、固形物の食べる量が減ってしまいます。結果、咀嚼しなくなっています。極力、熱量のない飲み物を与えることが大切です。具体的には、水、麦茶、ばん茶などです。それだけでも、かなり咀嚼することになります。咀嚼は大事ですが、楽しい食事も忘れないでください。

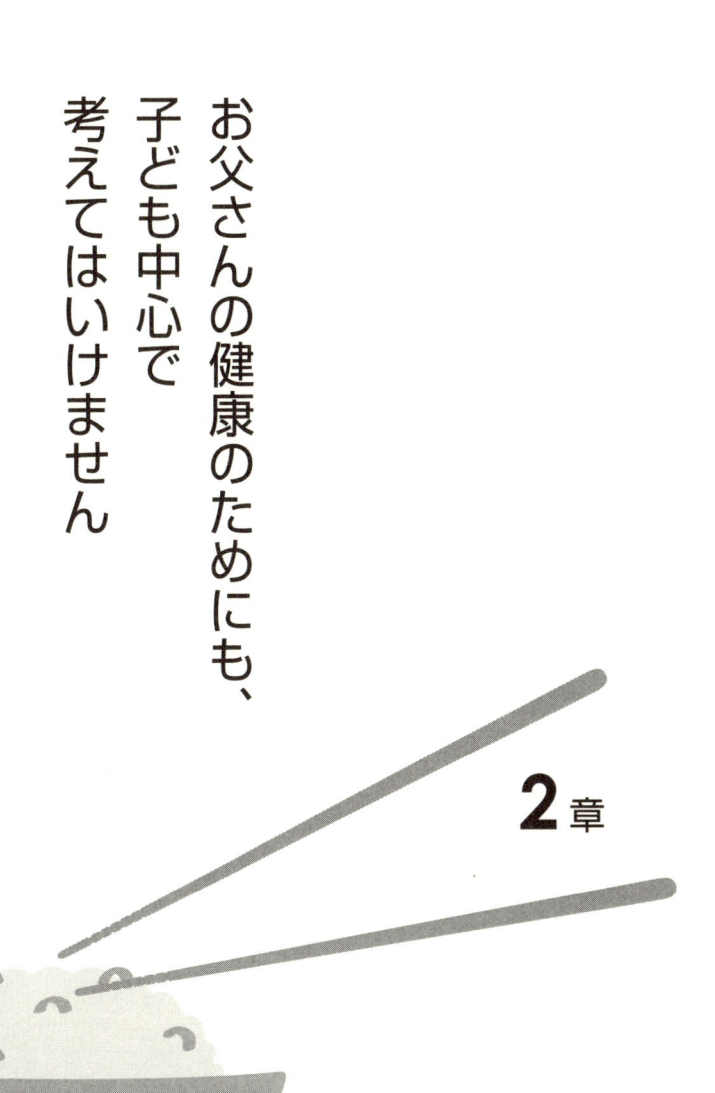

2章

お父さんの健康のためにも、子ども中心で考えてはいけません

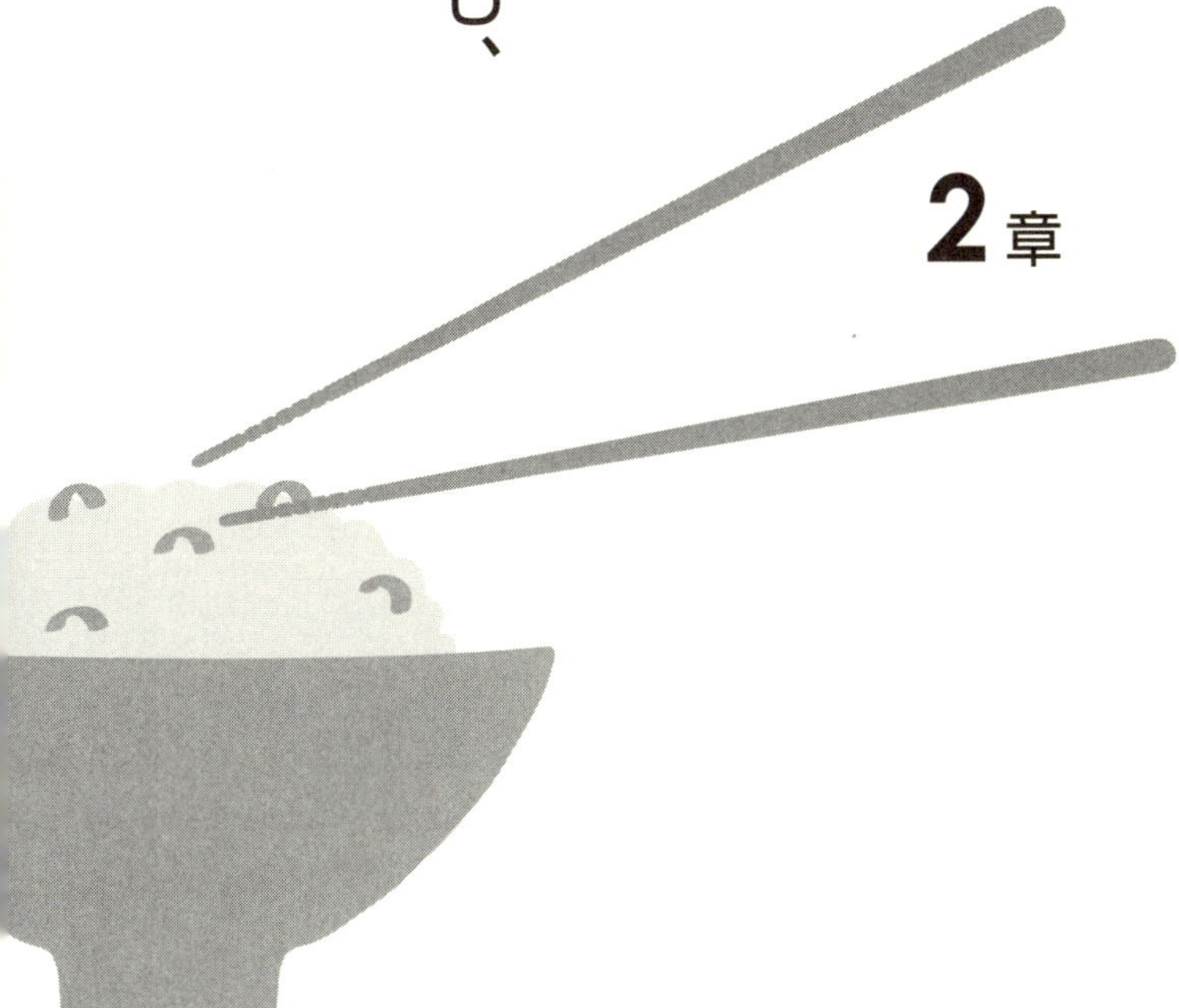

その食事、夕食ではなく夜食です

子どもができるまではマイナスの食生活だった家庭が、妊娠や出産を経て、プラスになるかと思いきや、そうともかぎりません。子どものためを思っての食事づくりが、マイナス100点になってしまっている場合も少なくないのです。

子どもがよろこぶという基準でつくった結果としてありがちな、ハンバーグやから揚げなどの〝お子様ランチ食〟によって、子どもはもちろん、同じ食事を摂るお父さんの健康にも影響が出てしまいます。

「幸せ太り」ならぬ「幸せ子太り」とでもいいましょうか。お父さんの体重が増え、徐々に高脂血症や糖尿病などを引き起こすことにつながってしまう恐れもあるのです。

かつての食事時間は、もちろん家庭によって違いますが、だいたい朝食が午前6〜7時、昼食が正午、夕食が午後6〜7時、といったところでした。総務省統計局が2011年に実施した「社会生活基本調査」によると、夕食開始時間の全国平均（10歳以上）は午後7

時06分だそうです。

子どもの塾や習い事などの事情がなければ、家族の食事時間はだいたい同じくらいだと思います。しかし、仕事で帰りが遅いお父さんだけは時間がずれてしまうことも多いでしょう。待っているとしてもせいぜい8時が限界でしょう。家族一緒の食事は土日に楽しみ、平日は別々でも仕方がありません。

いまはほとんどのサラリーマンが夕食に間に合うような時間に帰宅できていません。仕事で帰りが遅くなるお父さんたちは、当然ながら夕食時間も遅くなってしまいます。通勤時間が長い場合は、夜の10～11時の食事が当たり前というお父さんも多いのではないでしょうか。**そうなると、もはや「夕食」ではなく「夜食」です。**夜食といえば、受験勉強をしている学生がお茶漬けをすすったり、うどんを食べている情景を思い浮かべるものです。寝る前ですから胃にやさしいものを、というイメージです。

しかし、現代のお父さんの夜食は胃に負担をかける食事となっています。いま夕食として認識されているお父さんの深夜の食事は、あきらかに夜食です。それなのに、食事を用意して待っているお母さんも、それを食べるお父さんも、夜食という自覚はありません。ここに問題があります。夕食のつもりで油たっぷりの揚げ物をおかずに食事をしたり、焼き肉をもりもり食べたりしてしまえば、胃に大きな負担をかけたり健康を害することは間違いありません。

朝のダルさは夜遅い〝お子様ランチ食〟が原因

しかも、会社では昼食からまともに食べていないため、夜はお腹がペコペコです。へたすると、夜の食事まで10時間も空いてしまいます。空腹の時間が長いと、ついつい満腹になるまで食べてしまいがちです。

そして、明日も仕事がありますから、まだ食べものが消化できていないうちに寝てしまうことでしょう。**その結果、翌朝になっても胃がもたれ、寝起きがすっきりせず、だるい気分のまま出社することになってしまうのです。**朝、電車のなかで爆睡している人は、ただの疲れや寝不足だけでなく、夜食のせいでもあると思います。深夜に満腹になるまで食べてしまって消化しきれず、食べ疲れ、胃疲れで寝てしまうのです。

たまにならばいいのですが、これが日常的になると問題です。深夜にたらふく食べて翌朝は胃が疲れ……というような生活は、若いうちならば頑張れるかもしれませんが、10年ともたないでしょう。しかも、その夜食が「お子様ランチ食」だった場合、肥満や高脂血症、糖尿病など生活習慣病まっしぐらとなってしまいます。

お子様ランチのような食事自体をおすすめしませんが、それでも、それが午後6時、7時の食事ならばまだマシです。深夜にハンバーグやから揚げを食卓に出してしまうことは、お父さんを病気にするようなものです。

糖質制限食が流行した理由

最近まで、ごはんやパン、イモなどの糖質を減らしてダイエットするという「糖質制限食」の本が売れていたようですが、その理由がここにあるように思います。

朝食がパン派の人でも、夕食にパンを食べる人は少ないでしょう。夕食はまだごはんを食べている人のほうが多いはずです。すると、「糖質制限」としてごはんを抜いて「やせました」という人が出てきます。夜食でとるカロリーを抑えるのですから当たり前です。

そして、「ごはんを抜いたら体重が減った」と思うようになります。

この類の本を書いているのは、ほとんどが男性です。本には、「アルコールは飲み放題」「肉は食べ放題」とあります。

たとえば居酒屋などで午後7時ごろから飲み始めたとします。おつまみを食べながら、いったんは満腹になります。そして、午後10時ぐらいでしょうか、飲み終わるころに、〆《しめ》が食べたくなる気持ちはわかります。

しかし、〆にサラダや刺身やから揚げを食べる人は見たことがありません。やはり、おにぎりやお茶漬、そばなどの炭水化物を食べるのが一般的です。食べるころにはすでに夜食の時間です。**「糖質制限食」はこのパターンの人の〝反省食〟ともいえると思います。つまり、ごはんが悪いのではなく、食べる時間が悪かったのです。**

ごはんを食べないとお金がかかる

仕事や通勤時間など、それぞれに事情がありますから、夕食の時間を早めるのはなかなか難しいと思います。現状のなかで、いかに工夫して家族が健康な食事を摂れるかを考えることが大切です。

糖質制限食のように、ごはん（お米）をやめるということはおすすめしません。

一般的な家庭では、ごはん中心の食卓にした場合、ごはんから7割、おかずから3割のカロリーを摂っているイメージになると思います。おかずの多い家でも、ごはんから4割、おかずから6割という感じでしょうか。

しかし、ごはんをやめてしまうと、ごはんで得ていたカロリーをすべて肉や魚などから摂ることになります。わたしたちのカロリー源は、糖質、脂質、タンパク質ですから、ごはん（糖質）を食べなくなると、肉や魚（脂質、たんぱく質）で補うしかありません。

しかし、肉や魚でカロリーを摂るのは、多くの人にとって経済的に難しいでしょう。焼き肉やステーキ、マグロの中トロなどをしょっちゅう食べられる人なんてほとんどいないと思います。そのため、野菜炒めや揚げ物など、食用油に頼る食事になってしまいがちです。

一方で、ごはんは茶碗一杯で30円程度と経済的です。

さらに、どんぶりめしの糖質はせいぜい食品中の3割程度、肉や魚の脂質も同様に3割程度です。１００食べても、水分が6～7割なのです。問題なのは、精製された砂糖や食用油を使った食事です。

多くの糖質制限食では、白砂糖や異性化糖といった精製された100%糖質のものだけではなく、穀類やイモ類などの複合的な栄養素が含まれた糖質までをも食べないことをよしとしています。しかし、両者はまったくの別物です。**精製した食品と自然の食品をごちゃまぜにするから、話がおかしくなるのです。**

糖質を求めるのが人間の本能です

試しにわたしも糖質制限食を実践してみました。ごはんやパン、イモ類など、糖質制限食をすすめる本に書いてあった「糖質を多く含む食品」を食事から除きました。しかし、家族はごはんを中心とした献立です。

すると、ごはんを食べないのですから、おかずが少なく感じてなかなか満足できません。魚でお腹をいっぱいにすることは経済的になかなか難しいものです。肉が好きだったらまだ比較的やりやすかったかもしれませんが、私は肉が好きではありません。ハム、ソーセージ、ベーコンなどの食肉加工品はなおさら好きではありません。

糖質制限食のスタイルに従って、ビールを焼酎に変えてからは、アルコールの量も増えました。以前はビールの炭酸で満腹になっていましたが、焼酎では満腹にならないのです。しかし、わたしは大酒飲みではありませんから、焼酎をたらふく飲むわけにもいきません。

そしてある日、ごはんをひと口食べてみたら、ひと口が二口、三口になり、どんぶり飯になり、結局以前に食べていた量をはるかに超える量のごはんを食べていました。

糖質制限食の本には「アルコールも肉も我慢する必要はありません」といううたい文句が多いのも、話が逆だとわかりました。アルコールや肉が好きな人ならば続けられる可能性が高いということなのです。

そして、自宅でごはんの代わりにおかずをあれもこれも用意するのは大変ですから、外食が多い人、そして、経済的に豊かな人ほど実践しやすいということもわかりました。

わたしたちは本能的に糖質を求めているのですから、ごはんを食べないようにすれば、わたしのように反動で実践前よりも食べてしまいリバウンドしてしまう人は多いのではないでしょうか。

"100キロ級の肥満"は2タイプいます

ダイエットといえば女性向けの本ばかりでしたが、最近ではおじさん向けの糖質制限食や男性向けのお腹を凹ます本など、男性向けのダイエット本も登場するようになりました。

なかでも食事制限によるダイエット本を見ると、10キロ、20キロ、30キロやせると書いてあるものもあります。60〜70キロ程度の体重で20キロも30キロも減ってしまったら大変です。骨と皮だけになってしまいます。100キロ級でなければ、30キロの減量なんてできません。しかし、どんぶり飯や、まんじゅうをいくら食べても、そうそう100キロ級には届かないものです。せいぜい70、80キロでしょう。

ですから、100キロ級の肥満には2つのタイプに絞れると思っています。

1つは、ファストフード型。食用油を使ったファストフードやスナック菓子、清涼飲料水などに幼少のころから慣れ親しんできたというタイプです。

もう一方のタイプは、美食型。ごちそうをたらふく食べてお酒をしこたま飲んで、さら

に〆の食事まで摂るという人たちで、お金持ちの中高年に多いといえます。糖質制限食でダイエットに成功するタイプともいえるでしょう。

ファストフード型肥満の多い沖縄県の場合

前者のファストフード型が多くなっているのが、本土よりも〝アメリカ化〟が早かった沖縄県です。戦後のアメリカ軍統治の影響を受け、ランチョンミートなど加工肉を使った料理の最先端です。ハンバーガーやタコスなどもいち早く定着し、すでに昭和33年にはピザ店が開店していました。

もともと沖縄の主食はイモでした。米がほとんどとれなかったため、イモといっても甘くないタイモなどが主流でした。炭水化物中心の食文化で沖縄は、「長寿県」といわれるようになったのです。

数字を見ても、沖縄でイモと野菜の食事で育ってきた50歳以上の死亡率は、全国平均よりも低い一方で、50歳以下のほぼすべての年代の死亡率は、全国平均よりも高くなっています。那覇市の小学生の肥満率も全国平均よりもはるかに高く、男性も女性も成人の肥満率はトップです。このままいくと、沖縄は日本で最も短命な県になってしまうかもしれません。

若者や中年だけではありません。高齢者にもアメリカ化、カタカナ主食の食生活は浸透しています。

以前、現地のお宅にお邪魔して一緒にお酒を飲みました。焼酎を出してくれたのですが、いきなり冷蔵庫からコーラを出して、焼酎で割って飲み始めたのです。90代の方でした。まるで若者のようだと思いましたが、若者でもコーラで焼酎を割って飲む人はあまり聞いたことがありません。このお宅では、深夜零時前にお客を帰してしまうのは失礼にあたるという雰囲気で、結局帰宅が深夜の1時になってしまいました。

夜型なのは、このお宅だけではありません。沖縄の居酒屋のなかには夜9時から開店する店もあります。夏の夜長が1年中常態化しているのです。日本全体が夜型生活化していますが、沖縄はその走りといえるでしょう。

沖縄ではお酒を飲んだ後の〆に、つまり夜食にステーキを食べる人が多いという話も聞きます。日本初のハンバーガー店もあるのですが、入店してみると客席は高齢者だらけです。孫と一緒に来たのかと思いきや、どのお年寄りの隣にも孫はいません。コーラを飲みながらハンバーガーをおいしそうに食べていました。

本土では中高年の100キロ級はまだ少数ですが、沖縄にはおそらくもっと多くいるはずです。しかし、これは沖縄だけの現象ではありません。**全国的に、日本人が日本食を食べなくなっています。沖縄は日本の縮図です。**夕食の夜食化、主食のカタカナ化や菓子化によって、全国的に沖縄化が進んでいるのです。

お父さん、夕食にお菓子食べてますよ!

糖質制限食は何年かおきにブームが起きています。そのたびに思春期の女子中学生や高校生、最近では小学生までをも巻き込んでしまっているなど、深刻な弊害もあります。

ただ、最近の再ブームによって、お父さんの夕食が夜食になっているという背景を浮き彫りにさせ問題提起をしてくれたように思っています。夜型の食生活であることを自覚したなかで、その現実を前提として解決法を考えなければなりません。

子どもの場合とは違って、問題なのはスナック菓子と清涼飲料水ではありません。たしかに砂糖と食用油の影響も大いにありますが、お父さんの場合は夕食が夜食になっていることが最大の問題です。そのことを、お父さん自身や家族がまずは認識することから始まります。

この、夕食という名の夜食に注意するには、まずは夕食時間に会社で何を口にするかが大事です。「何も食べてないよ」というお父さん。よくよく思い返してください。砂糖とミルクが入った缶コーヒーを飲んだりしていませんか。

最近では富山の薬売りの「置き薬」ならぬ「置き菓子」サービスを利用している企業もありますから、会社に常備されているチョコレートやクッキーなどを無意識に食べているかもしれません。

「缶コーヒーやお菓子は食事ではない」と思うかもしれませんが、どちらも十分なカロリーを含んでいます。糖質100%、脂質100%の白砂糖や食用油がたっぷりです。カロリー量からして、ちょっとした食事といっても差し支えありません。

夕方に缶コーヒーやお菓子などの「夕食」で空腹を紛らわしても、帰宅するころには当然お腹はペコペコでしょう。すると、無意識のうちに高カロリーなものを欲してしまいます。結果として、「夕食」で砂糖と油を摂り、さらに「夜食」でも油だらけのものを摂ってしまっているのです。

帰りが遅くなるときは、夜6～7時にコレを！

夜の10時過ぎに食べるような生活では、昼食から夕食まで10時間も開きますから、夜にドカ食いしてしまうのもムリはありません。**だから理想的なのは、夕方のうちにしっかりと食事を済ませてしまうことです。**

社員食堂があればいいのですが、なければ会社の近くに定食屋を見つけておくことをおすすめします。午後6～7時に仕事を中断して食べに行くことができるのであれば、正真正銘の「夕食」を摂ることができます。

それが難しい場合は次善の策として、帰りがけに定食屋で夕食を摂るのもいいでしょう。お母さんは「毎晩のように定食屋なんて食費がかかる」と思うかもしれませんが、お父さんの健康のためです。それでも、「外食続きでは家計が厳しい」という家庭もあると思い

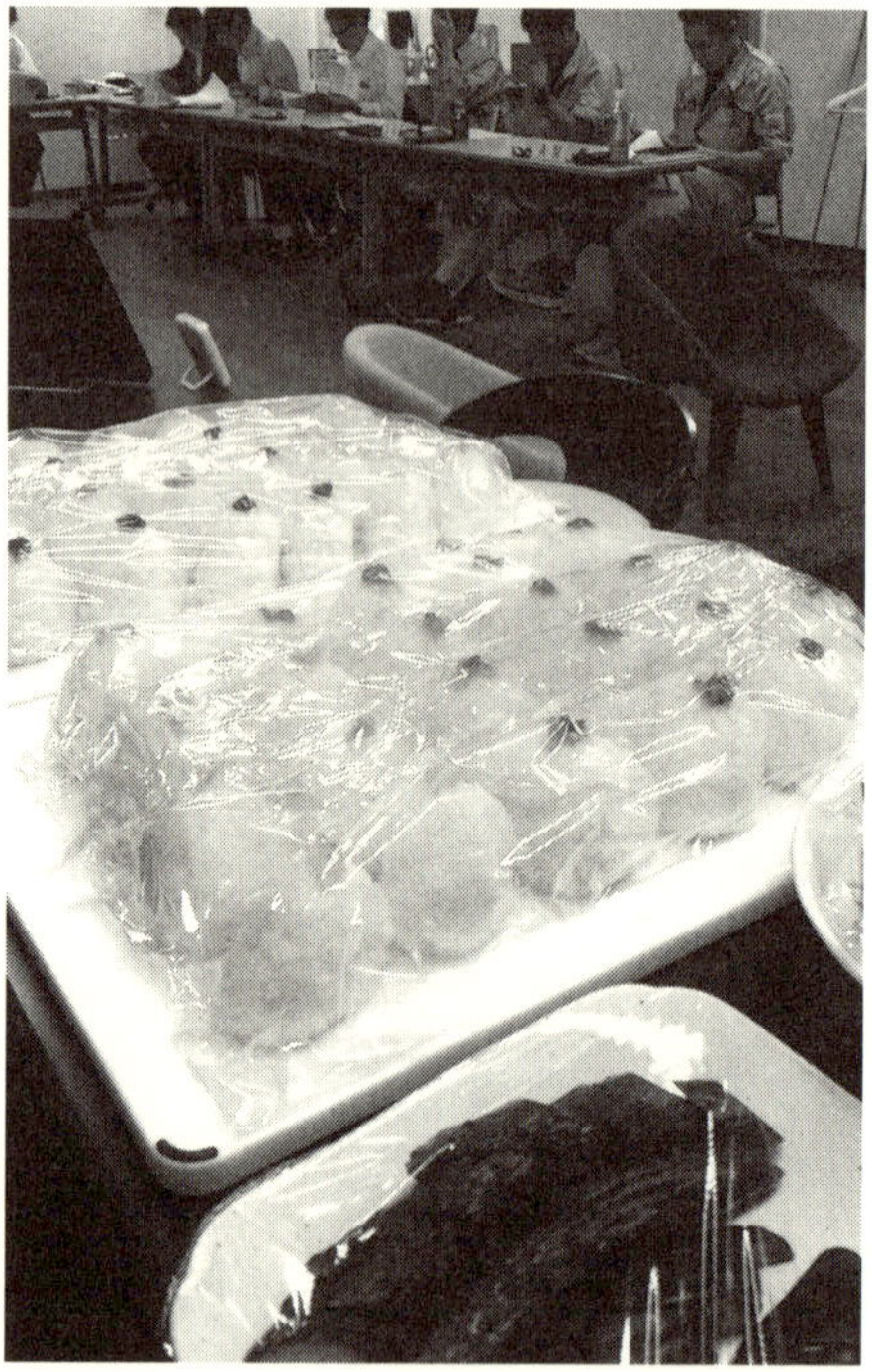

千葉県のお米農家がつくるおにぎりケータリング。1人分1000円。おにぎりは1個130グラムとコンビニおにぎりよりも大きめ。ぬか漬けや卵焼きのほかに、煮物や酢の物、和え物などといった季節の和惣菜が2品つく。

ます。お父さん自身も「夕方に仕事を中断して定食屋に行くのは無理」「やっぱり家でゆっくり食べたい」と思うかもしれません。

その場合は、夕方に腹もちのいいものを軽く食べておくという手もあります。**具体的には、夜の6時ごろにおにぎりや海苔巻を買って食べるのがいいでしょう。**そうすれば、夜遅くに帰宅しても油分の少ない食事で満足できるはずです。おにぎりを買いにいけない場合は、バナナや甘栗、干し芋、せんべいなどでんぷん質の多い食品を買い置きしておくのも手です。

できれば企業側には社員の健康を考えるならば、夕方におにぎりを用意したり、社員食堂を夕方にも開けたりするなど、夕方の食事に配慮してほしいものです。

夕方に何を食べるかは、健康を左右する大きなポイントです。社内の自動販売機の缶コーヒーの売上げの多さを見すごしたり、まして、「置き菓子」のチョコレートやクッキーを社員がしこたま食べている様子を見過ごしたりしているのは問題です。

東京都中野区にある会社は、会社負担で夕方に千葉県のお米農家がつくるおにぎりのケータリングを利用しています。夕方までかかる会議に出席した社員たち向けですが、食べきれないおむすびは会議に出席していない若手社員たちの「夕食」としても配られています。社員の健康を考えたいい取り組みだと思います。

夜食は病人か旅人に聞け!

夕方に会社でおにぎりや海苔巻などで小腹を満たしたら、家に帰ってからのお父さんの夜食は、お酒を飲むならばおつまみを食べながら軽く飲むぐらいがちょうどいいでしょう。

お酒を飲まないお父さんは、おかずだけというわけにはいかないでしょうから、多少はでんぷん質を摂ることになるでしょう。ごはんの量を少なくして、かつ満足するには、水で増量することです。つまり、お粥かお茶漬けにしてごはんの量を減らしてしまうのです。**考え方としては、病気になったときには何を食べるかということです。深夜は胃腸が活発に動かないため、病気になったときと同じように考えるべきなのです。**お粥は最適ですが、つくるのに時間がかかりますからお茶漬けやおじやでもいいでしょう。そうめんやにゅうめんも疲れた体にやさしい食べものです。

わたしは以前に東海道五十三次の全行程を徒歩で旅しましたが、宿場の名物には、とろろ汁や茶がゆ、甘酒、伊勢うどんなど、あまり噛まずにカロリーが摂れるものが多いという特徴がありました。歩き疲れた旅人たちが食べるには適した食事といえるでしょう。

同じように、仕事で疲れたお父さんたちにもあまり噛まずに食べられるもの、つまり夜食には、お粥やお茶漬け、柔らかいそうめんなどがちょうどいいのです。

ごはんとお酒の心強い味方とは?

お父さんの夜食のつまみやおかずには野菜や魚を中心とした煮物や和え物、おひたしなどがいいでしょう。凝ったものをつくる必要はありません。お父さんと子どもの献立を分ける必要もまったくありません。

カタカナ主食ではなく、ごはんやそうめんなどの「ひらがな主食」に合うのは、常備食。つまり、日常的に食べられてきた「ケ」の食事です。日本食というと、刺身や茶碗蒸し、鰻のかば焼きなどを思い浮かべるかもしれませんが、それは「ハレ」の食事。つまり、ごちそうです。

毎日食べる日本食は、ごはんとみそ汁が基本で、それに常備食があれば十分です。常備食は生きるための工夫として生まれたもので、つまりは保存食です。本来は保存するための工夫にすぎなかったのが、副次的においしさと健康にもつながったのです。

地方によって気候風土にもとづいたさまざまな常備食があります。おすすめなのは、漬物、佃煮、煮豆、焼きのりなど保存の利く常備食です。

こうしたお父さんのお酒のつまみになるような和の常備食やおかずを用意すれば、食事もおのずと油と砂糖まみれのお子様ランチにならず、ごはん中心の食生活に変わっていくでしょう。さらに、常備食は、お父さんが夕方に食べるおにぎりの具にもなりますし、夜食のお茶漬けの具にも使えます。

「減塩＝体にいい」の間違い

漬物や佃煮をすすめると、「塩分過多になって体に悪いのでは？」という人がいます。しかし、塩分を欠く食事は本当の和食ではありません。塩分と和食は切っても切れない関係にあります。

発酵に塩は欠かせません。アルコールや納豆以外は、ほとんどすべてが塩を必要としています。日本は周囲を海に囲まれているので、塩がいくらでもとれます。そうした自然の恵みによって和食は発展してきたのです。

病気のために塩分を控えなければならない人もいますが、そうした人以外は多少摂りすぎても気にする必要はありません。**食塩の摂取と血圧の上昇は必ずしも関係していないということが、最近の研究でわかってきています。**

そもそも、塩分というのは摂りすぎることはありません。いろいろな味のなかで一番命に関係する味だからです。塩分が少なすぎると食事がおいしくなくなってしまい、逆に多すぎるとしょっぱくて食べられません。甘すぎるとか、酸っぱすぎるとか、油っぽいというのはなんとか食べられますが、塩辛い場合はそうはいきません。

塩分濃度というのは直接命にかかわるため、味覚に深くかかわっているのです。そのため、そうそう簡単には塩分過剰にならないのです。

しかし、「塩分を減らしましょう」という減塩運動によって、「健康＝減塩」といったイメージが定着しています。実際に、塩分摂取が気になるから朝食はパンにしたという人がずいぶんといるのです。

ごはんにみそ汁、漬物、佃煮、醤油をかけた冷奴などの食卓は、パンにバターやマーガリン、ドレッシングやマヨネーズをかけたサラダ、ハムエッグなどに変わりました。

塩、みそ、しょうゆを減らすことで、たしかに塩分量は減りますが、ドレッシング、マヨネーズ、ケチャップ、ソースなどが増えて油と砂糖だらけになります。果たして、どちらが問題なのでしょうか。もっといえば、洋食にしてハムやソーセージ、パンなどの加工食品を食べることで、食品添加物の量も増えてしまいます。

こういうと、「無農薬の国産小麦粉と天然酵母でつくられたパンなので添加物は入っていません」「砂糖は未精製です」「サラダの野菜は無農薬でドレッシングは無添加です」「卵は平飼いで有精卵」「バターもハムも無添加」などと反論がくることがあります。

たしかに、安全性の面からいえば市販のものよりはるかにいいでしょう。しかし、こうした「安全洋食」でも、副食や飲み物などを含めて油だらけになることに変わりはありません。パンはパン、ハムはハムなのですから、稀なお楽しみにしましょう。

お酒につまみではなく、つまみにお酒を合わせる

晩酌には常備食で焼酎や日本酒を楽しむという提案をしましたが、〝ビール党〟のお父さんはついつい油料理が食べたくなるものです。わたしもビール党なので、気持ちはわかります。しかし、さすがに夜食に油たっぷりのフライやから揚げは食べてはいけません。その点、常備食を用意しておけば、油をとらずに晩酌が楽しめます。子どもも夕食に常備食でごはんを食べられます。

お酒を飲むお父さんの場合、つまみがこうした常備食になると、アルコールの種類も変

わってきます。ビールだけでなく、ワイン、ウイスキー、ブランデーといったカタカナのお酒は油っぽい料理と相性がいいのです。ビールを飲むとから揚げやフライドポテト、餃子やピザなどを食べたくなる人は多いと思います。ワインの場合は、乳脂肪たっぷりのチーズ、そしてトマトや刺身にわざわざオリーブオイルをかけたカルパッチョなどになってしまいます。

その点、日本酒、焼酎を選ぶと、冷奴、刺身、おひたしなど、あまり考えていなくても、油が少ない料理になります。煮豆や漬物、佃煮、焼きのりなども、日本酒や焼酎に合うでしょう。

毎日晩酌するお父さんは、このアルコールの違いだけで一年間の油摂取量にかなりの差が出てくると思います。おそらく、毎日ビールを飲むお父さんは、毎日焼酎を飲むお父さんに比べて、はるかに油摂取量が多くなるはずです。

ちなみに、わたしは最近、浜納豆（静岡県浜松地方の塩納豆）で焼酎を飲んでいます。しょっぱいので、少量でお酒が飲めて経済的です。

朝にパンを食べるとお腹が出てくる?!

夕食が夜食になっている現状は、じつは翌日の朝食にまでも影響を及ぼしています。深夜に油たっぷりの食事をお腹いっぱい食べてしまえば、朝に食欲がわかないのも無理はありません。だったら朝食を抜いてしまえばいいのですが、「朝食を抜くと仕事や勉強に集中できなくなる」「1日3食しっかり食べなければならない」「朝食は1日の始まりなのでもっとも大切」などといった情報が飛び交い、無理にでも朝食を食べなければならない気分になってきます。

朝食を摂るといっても、お腹が空いていないのですからごはんは重く感じます。そこで、お母さんがパンを用意するという家庭も増えています。

総務省の統計では、かつては一世帯当たりのパンの購入額は米の購入額よりも少なかったのですが、パンが増える一方で米が減り続け、ついに1990年にはパンが米を上回りました。朝食を中心にパンを常食する人が増えているのです。

パンには多くの場合、砂糖と油が大量に使われています。満腹でもお菓子のようなパンならば食べられるのは、砂糖や油が満腹感を狂わせるからです。

レストランで満腹になって「ああもう食べられない」といった直後に、デザートのケーキやアイスクリームをぱくぱく食べてしまったという経験があるという人もいるのではないでしょうか。白いごはんは大量に食べられなくても、砂糖を使った酢飯にすると食べすぎてしまうという人もいると思います。

油に関していえば、白いごはんは食べすぎなくても、油で炒めてチャーハンにすると簡単に食べすぎてしまったり、砂糖と油と旨み調味料を使ったカレーライスにすると、ついつい食べすぎてしまったりという人も多いでしょう。

しかし、油と砂糖だらけの朝食を口にするぐらいならば、朝食を摂らないほうが健康のためです。本当に空腹ならばごはん（お米）を食べられているはずです。

三食きちんと摂らなくてはならないというのは、ライフスタイルや運動量をまったく無視した話です。砂糖と油の力を借りてまで、お菓子のようなパンを胃に押し流す必要はありません。

規則正しい時間に食べる必要なんてない

そもそも私は、「食事時間」というものに囚われる必要はないと考えています。お腹が空いていなくても、決まった時間に食べなくてはならないのでしょうか。

子どもを見ると、食事時間に関しておもしろいことがわかります。**大人はお腹が空いていなくても、昼の12時の時報が鳴ったら食事をしますが、子どもはお腹が空いていなければ食べようとしません。**あくまで本能に従って行動しているのであり、時報など関係ないのです。

昼の12時になったらチャイムが鳴って、お腹が空いていようがいまいが、1時までに食べなくてはならない。これは明治時代になって日本が工業化されて、はじめてできた習慣です。時間を決めて仕事をしなければ効率が上がりません。だから、食事の時間も一律に決められたわけです。学校給食も同じように食事時間が決められています。そうして、日本人の大半はこれを当然だと思っています。社会に生きなくてはならないので仕方ありませんが、決まった時間にそろって食事をすることになると、お腹が空いていなくても食べなくてはなりません。

都内のある保育園では、おやつの時間がありません。その代わりに、お腹が空いた子にはいつでも先生がおにぎりをつくってあげる方式になっています。いつどの子がやってくるかわかりませんから、先生にとっては手間がかかります。そのため、他の保育園や幼稚園ではなかなか真似できません。

学校給食や保育園のおやつは手間を省くためにも、協調性を育むという名目のためにも、決まった時間に全員が食べることにしているわけです。

ところが、いっせいに食べようとしても、お腹が空いている子もいれば、空いていない子もいます。でも、みんなに食べさせなくてはなりません。そこで、多くの保育園では、砂糖や油の入ったおやつをあげるのです。それならば、お腹が空いていない子でも、「別腹」で入ってしまうからです。

お父さんの朝食だってこれと同じことがいえるでしょう。

子どもは人間の本能に従って食事をしています。もちろん、子どものやり方がすべて正しいとは限りませんが、少なくとも余計な情報に左右されてはいません。情報過食症時代だからこそ、子どもの本能は私たち大人の道しるべとなってくれるはずです。

「決まった型」に自分を当てはめなくてもいい

朝食はパンだという人や朝ごはんを食べないという人でも、朝にごはんを食べておかわりまでしてしまうことがあります。それは旅館に泊まったときです。なぜでしょうか。前日の夕食を何時に食べたかを思い出せば容易に答えが出ます。旅館の食事は、だいたい午後6〜7時です。早めに夕食をとることで朝食まで半日（12時間）ほどあくことになり、お腹が空くのです。本来は、これが理想的な食事時間です。目が覚めたときにお腹が空いている状態ならば、胃に負担もかからず、気持ちがよく朝が迎えられることでしょう。

体を使って仕事をしている農家の方や大工さんなどは朝食にほぼ間違いなくごはんを食べます。日中に体を動かして夕方の6〜7時に夕食を摂っている人が多いのではないかと思います。日が暮れると仕事が終わりますから、特別な事情がない限り夜10時以降に食事を摂るようなことはないでしょう。すると、朝食までに12時間もたっているために、お腹を空かして起きてきます。「お腹が空いた」といって起きてくる子どもと同じで、これが本来の理想的な姿でしょう。そのため、こうした人たちは「パンじゃ食った気がしない」といいます。

オフィスでずっと机に向かって仕事をしている人もいれば、夜遅くまで働いている人、夜中に仕事をしている人など、働きかたは多様です。でも仕事を辞めて暮らしてはいけません。**それぞれの働き方、現状を無視して「1日3食摂ったほうがいい」「朝食はきちんと摂ったほうがいい」という提案は無意味です。**現状のなかで、どう工夫できるかが大切です。わたしたちは食べるために生きているのではなく、生きるために食べているのです。

会社のデスクで朝ごはんのススメ

朝食を抜くならば完全に抜くべきだといっても、昼食までお腹がもたないというお父さんもいると思います。そんなときは、家からおにぎりを持参するかおにぎり専門店やコンビニでおにぎりを買って、就業前に会社の自分の席で食べるのもいいでしょう。電車に揺られたり歩いたり階段を上り下りしているうちに、会社に着くころにはお腹が空いている可能性があります。

　重要なのは、そこでサンドイッチではなく、おにぎりや海苔巻を買うことです。

　コンビニでおにぎりを買っているサラリーマンの方を見ていると、おにぎりだけだと野菜不足になると考えるためか、サラダを買っていく人も少なくありません。ほんの少しの野菜にドレッシングをかけたサラダは、野菜というよりも油を食べているようなものです。おにぎりだけを買おうという発想にすらならない人もいます。

　こういうときは、子どもならば何を選ぶだろうかと考えることです。わざわざサラダなんて食べません。おにぎりだけで十分です。

　また最近は大手牛丼チェーン店などで、「朝定食」としてごはんと味噌汁に、焼き鮭や納豆などの定食が手ごろな値段で食べられます。こうした店を利用するのも一つの手です。

コーヒー好きなお父さんのためのアドバイス

朝食にはおにぎりや和定食が理想ですが、「朝食にはコーヒーが欠かせない」「コーヒーがないと1日が始まらない」という人もいるでしょう。コーヒー好きの人に朝食におにぎりを食べろといっても難しいかもしれません。

自宅で食べる場合は、ごはん中心の和食を食べた後にコーヒーを飲むことも可能でしょう。しかし、喫茶店で朝食セットを注文する場合はそうはいきません。地方の喫茶店に行くと稀におにぎりとみそ汁とコーヒーのセットなんてものもありますが、そうそう出会えません。多くの場合、喫茶店のモーニングセットは、トーストやサラダ、卵料理など、油たっぷりです。たまにならば仕方ありませんが、毎日のように食べていると、1年でかなりの油の量を摂っていることになってしまいます。

コーヒー好きのお父さんが朝食を外で摂る場合は、喫茶店でコーヒーだけ飲んで会社の机でおにぎりを食べたり、和定食を外食した後にコーヒーチェーンなどでテイクアウトのコーヒーを買って会社で飲んだりと、工夫が必要です。

コーヒーと食事が一緒の朝食セットにしたほうがお得だったり、一度にまとめて済ませられないのは面倒だったりするでしょうが、朝食に何を食べるかは1日の食事を左右します。

さらに、**朝に何を食べるかが昼食、夕食にもつながっていきます。** 油だらけの朝食を摂ると、昼食にも油がほしくなりがちです。たとえば、朝にバターたっぷりのトーストやサラダを食べるとお腹にたまりませんから、昼は中華料理やイタリアンのようなガツンと脂っこいものを食べたくなります。一方で、朝にごはんを食べている人は腹もちがいいですから、昼も油分の少ないものを食べます。昼にざるそばだけ食べている人は、たいがい朝はごはんです。

朝にごはんを食べておけば、昼はあっさりした食事でも大丈夫なはずです。そして、朝食にごはんを食べられるようにするためには、前日の夜遅くに食べすぎないことにもつながります。

昼食や夕食は、上司や同僚、取引先との付き合いもあり、何を食べるか選べない場合も多いでしょう。自分で選べる朝ごはんぐらいは、油の少ない食事を心がけてみてはいかがでしょうか。そこから、昼食、夕食も徐々によくなっていくはずです。

Column

お父さんを病気にしてしまう
７つの習慣

子どもと違ってお父さんの健康については、お父さんが自己管理すべき部分が多いでしょう。それでも、少しでもお母さんがお父さんをサポートしやすいように、お父さんの食生活でしてはいけない７つの習慣を紹介します。あくまで、この食事法を反面教師にして家族の食生活を見直してもらえればと思います。

NG 1 夕食が遅くても、ボリュームたっぷりの食事をきちんと残さず食べさせてしまう。

夕食は夕方に食べるものであって、夜の９時、10 時は夜食時間です。その時間にボリュームたっぷりの食事をさせたら胃袋が疲れるだけではなく、熟睡することも難しくなります。おそらく、翌日の通勤電車では爆睡していることでしょう。翌朝は食欲がなくなっているはずです。

こんな情報に要注意！	「きちんと食べないとスタミナがもたない」 「夜遅くに食べても肉類なら太らない」

NG 2 お腹が空いていなそうなので朝食にはパンを。

夜にボリュームたっぷりの夜食を摂ったら、朝食は食欲がわかないはずです。しかし、ふわふわの軽いパン、甘いパンは食べられる可能性が高いのです。さらに、パンが食べやすいよう、いちごジャムやマーマレード、マーガリン、バターを塗ったり、パンのおかずとして、目玉焼きやドレッシングのかかったサラダ、フルーツにヨーグルトやジュースといった内容では、砂糖と油を大量に摂ることになってしまいます。

こんな情報に要注意！	「きちんと朝食を摂らないと 仕事の効率が上がらない」

NG 3 昼の外食に野菜をしっかり摂るようアドバイス。

ランチに野菜を摂ろうとすると、中華料理屋さんに入ってしまうお父さんが多いものです。ところが、野菜の摂取を気にして中華料理を選んだら、油と旨み調味料がたっぷりです。外食は「害食」にならないことが大切です。健康を考えたら、和定食や蕎麦、うどんなどがおすすめです。

こんな情報に要注意！	「健康のために野菜を しっかり食べなければいけない」

NG 4 コンビニで昼食を買う場合は、節約のためにワンコイン（500円）以内のお弁当に。

500円以内の弁当でいろいろなおかずが入っているものを買おうとすると、揚げ物（天ぷら、フライ）だらけになります。その他、食肉加工品（ハム、ミートボール、ソーセージなど）、練り製品（ちくわ、かまぼこなど）だらけになって、食品添加物だらけになってしまいます。

こんな情報に要注意！	「いろいろな種類のおかずが入っている お弁当のほうがバランスがいい」

NG 5 3時のおやつにお菓子を食べる。

脳のエネルギー源は砂糖ではなく、ブドウ糖です。ごはんやうどん、いも類などから摂れる「でんぷん」が消化されることで「ブドウ糖」を摂ることができます。甘いお菓子を食べる必要はありません。砂糖には依存性がありますから、食べ始めると毎日のように食べるようになってしまいます。

こんな情報に要注意！	「砂糖は脳のエネルギー源として欠かせない」

NG 6 夕方に缶コーヒーを飲む。

缶コーヒーの選び方に気をつけなければ、「香料」が入っている商品を選ぶ確率が高くなります。コーヒーとは名ばかりで、「コーヒーの香りがする」砂糖水にすぎません。日本は自動販売機大国ですから、お父さんはどこでも購入することが可能です。社内でだって買えるかもしれません。

こんな情報に要注意！	「コーヒーに含まれるカフェインは仕事の効率を上げる」

NG 7 乳酸菌飲料を常飲する。

乳酸菌飲料は、なんとなくいい飲み物だと考えている人は多いでしょう。実際はほとんど砂糖水、あるいは添加物入り砂糖水ですが、酸味があるので甘さを感じにくくなっています。「健康」という理由で、毎朝、あるいは毎晩、飲んでいるお父さんもいるでしょう。

こんな情報に要注意！	「お腹に善玉菌を増やすことが健康の秘訣です」

お父さんの食生活 Q&A

1. 毎年「夏バテ」で苦労しています

Q 主人が毎年夏になると「夏バテ」で体調を崩します。何か食事で注意することはあるでしょうか？

A 夏バテの最大の理由は、「でんぷん不足」にあると考えています。難しい話ではありません。どんぶり飯を食べている人に夏バテなど無縁です。

どうしても、暑くなってくると胃袋は「咀嚼が必要な食べ物」、つまりもちやするめなどは勘弁してほしいと訴えます。ごはんも食べにくくなります。しかし、それは今に始まったことではありません。そのため、「咀嚼しないでも食べられる物」が考えられてきました。その代表が麺類です。しかも、暑くなればなるほど、細い麺が食べたくなります。素麺が美味しく感じます。胃袋は正直です。あるいは、土用の丑の日に食べる「うなぎ」も同じでしょう。あれもごはんを食べるための知恵の1つです。うなぎの芳ばしさ、味もあるでしょうが、濃厚なタレによって、噛まないでかきこむように食べることができます。チラシ寿司、手巻き寿司なども、ごはんに味がついているので、噛まないで飲み込むように食べられることに意味があるように思います。夏にカレーを食べることが多くなるのも、スプーンで飲み込むように食べられることにあるのではないでしょうか。

甘酒の季語は夏です。昔の絵を見ると、天秤棒をかついで甘酒を売っている人の姿を見ることがあります。ある意味、甘酒は「飲むごはん」ということもできるのではないでしょうか。夏の知恵の1つです。

暑い夏こそ、酢飯や麺類などを上手に利用して、「でんぷん」をしっかり食べられるように工夫してあげることが大切です。

3章

お母さんの健康のためにも、子ども中心で考えてはいけません

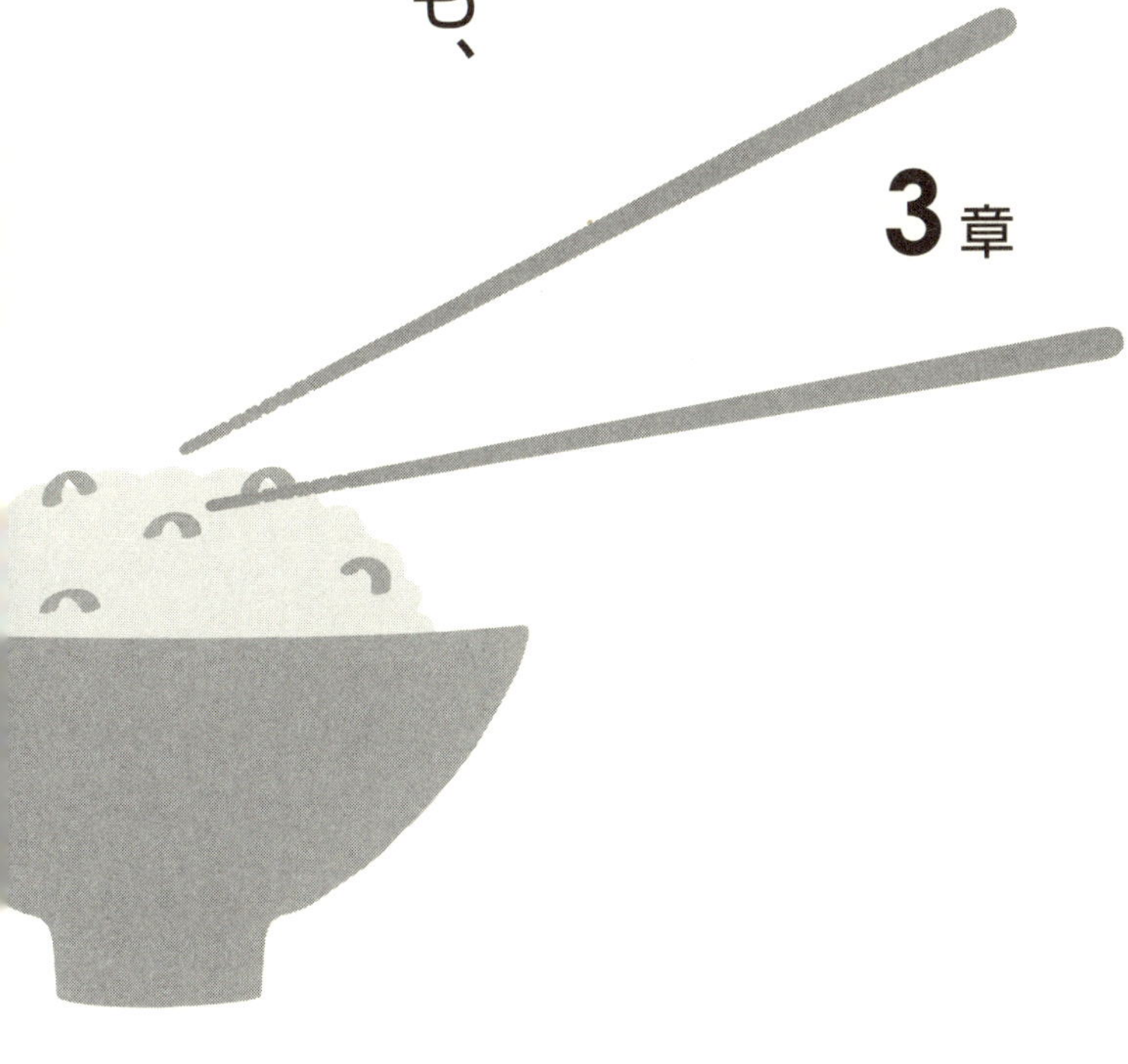

家族の健康を考えたら料理は手抜きのほうがいい

家族の食事づくりにおいて、子どもの好みを意識したり、栄養バランスなどを考えたりする必要はありません。ごはんとみそ汁、常備食さえあれば、手軽に家族全体の健康につながりますから、非常に簡単です。共働きのお母さんの場合は、休日に常備食さえつくっておけば、あとはごはんとみそ汁を用意するだけ。これなら負担も少ないと思います。

そうはいっても、情報過食症時代。次から次へと入ってくる情報に右往左往して途方に暮れてしまうことも少なくないでしょう。たとえば、体にいい食材として「まごはやさしい」という合言葉があります。

ま＝豆類
ご＝ごま
は＝わかめ（海藻）

や＝野菜
さ＝魚
し＝しいたけ（きのこ）
い＝いも

わかりやすいアドバイスではありますが、緑黄色野菜は苦手だという子どもは多いですから、これを実践しようとすると、「6つの基礎食品」と同じようにお母さんたちを苦しめることになりかねません。

この合言葉は、子どものためではなく、お父さんお母さんが自分自身の食生活の参考にすればいいと思います。そうしたおかずが並ぶ食卓で育った子どもたちは、少しずついろいろなおかずを口にするようになっていくでしょう。

もっといえば、この合言葉は、おかずに何を食べればいいかということにだけ言及していて、主食についてはまったく触れていません。これまで述べてきたように、現在の食生活は「主食」の乱れに根本的な問題があります。

そこで、子どもの食事には、次の「まごはやさしい」を提案します。

ま＝まずは
ご＝ごはんで
は＝母笑顔
や＝野菜より
さ＝先に
し＝白いごはんを
い＝いただきます

わたしのブログ「幕内秀夫の食生活日記」の読者のみなさんから募集して決定しました。子どもには何よりもごはんをしっかりと食べさせることが大事です。おかずをあれこれつくるのであれば、常備食をつくることに力を注いでください。まして、わざわざフライパンを使って油だらけのおかずをつくる必要はありません。

「1日○品目」「1日に野菜○グラム」などの合言葉は絵に描いた餅ですから、気にする必要はまったくありません。お腹がいっぱいにならなければ、油や砂糖がたっぷりのおかずやお菓子、ジュースに走ることになります。油や砂糖ではなく、まずはごはんで子どもの胃を満たしてください。子どもがよろこぶからといって、揚げ物ばかりにしたり、マヨネーズ、ケチャップなどを使いすぎたりしないようにしましょう。

子どもの食生活の問題は、必然的に家庭の食生活の問題に関係してきます。とくに小さな子どもとお母さんの食事は一体といっていいでしょう。子どもの健康を害するような食事は、同時にお母さんの体も危険にさらす食生活である可能性が高いのです。

日本女性のコレステロール値がアメリカ人を抜いた！

驚きのデータがあります。

1980年代以降、日本人のコレステロール値が急上昇し、1990年には日本人女性のコレステロール値がアメリカ人の男女の値を超えてしまっています。

健康情報に敏感でダイエットに熱心なはずの日本人女性が、肥満が国家的な問題となっている国を追い抜いてしまったというのは恐ろしい事態です。

一方で、日本人男性はアメリカ人男女よりもコレステロール値が低くなっています。男性は多くの場合、天丼や牛丼、焼き肉など、不健康そうなものばかり食べているように見えます。一方で、女性は一般的に健康やダイエットなどに気を使っています。不摂生がちに見える男性よりも、女性のほうがコレステロールの値が高いというのは不可解に思えるでしょう。

しかし、問題は明らかです。じつは、女性は男性に比べて、油を摂りすぎる傾向があるのです。「カロリーゼロ」や「ノンオイル」の食品や調味料を選んでいるはずの女性がなぜ？と思われるかもしれませんが、原因は男女の主食の違いにあります。

たとえば、天丼や牛丼などは、見るからに高カロリーそうな〝迫力〟があります。

しかし、お米は砂糖も油も入っていないきれいなエネルギーです。

ごはんの上に乗っている天ぷらや牛肉にどれだけ油が使われていたとしても、その下の部分にはお米があります。食事全体の70～80％ぐらいはお米をしっかりと食べられるはずです。ごはんは体に悪い要素がほとんどなく、エネルギー効率も高く、腹もちもいい理想的な食事です。

つまり、いくらおかずが油だらけでも主食で70点くらいの食事になり、結果的に健康維持できる食事になっている場合が多いのです。何も考えず、体が求めるままに白いごはんをしっかりと食べているのが吉と出ています。

ごはんの代わりに油を食べていませんか？

ところが、多くの女性たちが、ごはんを食べなくなっています。

その代わりに増えたのが、パン、パスタ、シリアル、ピザ、パンケーキなどのカタカナ主食です。朝はパン、昼はパスタ、夜になってやっと中華か和風のおかずでごはん（お米）を少量……という女性が非常に多くなっているのです。

なかには、1食でピンポン玉大ぐらいのごはんしか食べない女性もいます。3歳児のほうがよほどごはんを食べています。しかも、多くの女性はダイエットを心がけていて、その第一歩としてごはんの量を減らす人が多いのです。ごはんを食べなければ満腹になりませんから、知らず知らずのうちにおかずの量が増え、肉や魚などのタンパク質、食用油などでお腹を満たすようになってしまうのです。

また、カタカナ主食はいずれも油だらけです。そして、油だらけの副食しかあいません。

バターをぬったパンやオリーブオイルを絡めたパスタに、ホウレンソウのおひたしや冷奴は合いません。合うのはソテーや油炒め、フライなどです。

こうして、日本の女性たちは、健康に無頓着な男性たち以上に、油脂が多い食品を摂っている割合が高くなっているのです。

「ごはんは太る」といって、ごはんを避けた結果、コレステロール値を上げて健康リスクを高めてしまっているのです。

お母さんの食事と小さな子どもの食事は一体です。お母さんがごはんを食べずにカタカナ主食を増やしてしまうことで、子どものコレステロール値を高める食事、健康を害する食事になってしまう可能性もあるということを忘れないでください。

食パンはほとんどお菓子です

カタカナ主食のなかでも、圧倒的に人気なのがパンです。

パン屋をのぞくと、客は見事に女性ばかりです。朝食はごはんよりもパンが定番だという人は多いと思います。最近では、カスタードクリームがたっぷり詰まったデニッシュロールや、生地にチョコレートが練り込まれたパンなど、お菓子のようなパンも登場しています。これをおやつどころか食事として食べている人が山ほどいます。

パン屋では、お菓子のようなパンを小さな子どもと一緒に食べているお母さんをよく見かけますが、お母さんのお楽しみに子どもをつき合わせてはいけません。砂糖と油がたっぷりのパンを2、3歳児に教えることは、ビールやタバコを2、3歳児に教えるようなものです。これは決して大げさではありません。

パン屋の客層を見てもわかるように、年齢に関係なく女性はパンが好きです。日本の女性のコレステロール値を大きく引き上げる主因となっているのは、じつはパンだと確信しています。

パンはごはんとは比べものにならないほど油分と糖分の多い食べ物です。菓子パンだけでなく、食パンも同様です。食パンの包装の「原材料」を見てください。「果糖」「ブドウ糖」「砂糖」などの表示があるはずです。朝はパンが定番となっている人は、起き抜けに砂糖を口から流し込んでいるのと同じようなものです。

パンを焼くとこんがりと焼き色がつきますが、あれは小麦が焼けて色がついているとは限りません。砂糖が焼け焦げて色がついている場合が多いのです。

なぜ食パンにはバターを塗ってしまうのか

「塩と小麦と水だけのパンしか食べません」「砂糖を使ってないパンを食べています」という人もいます。しかし、これが落とし穴です。

パンは水分を3割ほどしか含みませんから、パンだけではのどを通りにくいのです。ごはんには何もつけずに飲み込めても、パンを食べるときはバターやマーガリン、ジャムなどを塗っているはずです。これは、味がないからつけたくなるのではありません。油でのどのすべりをよくするか、砂糖の甘さで唾液の分泌をよくしてのどの通りをよくしようとする無意識の働きのためです。

繰り返しになりますが、パンを主食にするとおかずも油だらけになります。

実際に、前述したパン屋で昼食時に女性客たちが食べていたのは、お菓子のようなパンのほかに、マヨネーズなどで味付けした野菜やハムが挟まったボリュームのあるサンドイッチや、チーズとベーコン、半熟卵が乗ったパンケーキ。パンの隣には、チーズソースあるいはドレッシングのかかったサラダ、ベーコンの油が浮いたトマトスープあるいは生クリームたっぷりのクラムチャウダーと、食事全体の油脂量が非常に多くなっていました。

　こうしてパンをよく食べる女性は、必然的に大量の油と砂糖を毎日せっせと胃に入れることになってしまいます。

〝おかし〟な朝食に子どもを巻き込まないで！

　お母さんが朝にパンを食べることで、子どもの朝食までもがパンになってしまう家庭もあるでしょう。

　子どもは生きるために本能的に熱量を求めているのですから、同じパンならば砂糖が多いものを好みます。子どもはお父さんとは違って前日の夕食を「夕食」と呼べる時間に済ませていますから、朝食がパンだとお腹にたまらず、学校で授業中にお腹が空いてしまうかもしれません。それだけではなく、当然、油と砂糖まみれの食事を摂ることでアトピーや肥満につながる恐れもあるのです。

子どもは食事を選べません。お母さんの食べものの好みやお父さんの夜型の食生活が、子どもを巻き込んでしまうというのは非常に問題です。

朝食を抜くなら〝完全に〟抜こう！

〝自称〟朝食抜きという人によく出会います。しかし、完全に抜いているという人にはあまり出会いません。「ヨーグルトだけ食べています」とか「牛乳を飲むだけです」「果物しか食べません」「サラダだけです」などさまざまです。

こうした中途半端な食事が一番いけません。炭水化物を摂っていないのですから、食べる量が少なくても、糖と油脂の比率が高まってしまいがちです。**朝食を抜くならば完全に抜くべきなのです。**

さらに朝食を抜くなら、飲み物は水や麦茶などカロリーのないものにしたほうがいいでしょう。コーヒーや紅茶ならば砂糖もミルクも入れずに目覚まし程度に。朝にコーヒーだけ飲むという人のなかには砂糖とミルクをたっぷり入れているという場合が多いのですが、そうなるともう立派にカロリーを摂っています。飲み物はカロリーを摂るものではなく、水分を補給するためのものです。ストレートジュースや野菜ジュースだからいいというものでもありません。

ちなみに、濃縮還元の果汁100%ジュースや野菜ジュースは、たくさん収穫された時期にいったんジュースにして粉末にして保存しておき、あとで水で戻してつくられています。戻すときには香りが悪くなっているため、香料を添加します。100%というと新鮮なイメージがありますが、濃縮還元ジュースとストレートジュースとはまったくの別物なのです。

食だけでなく女性の病気までもが〝欧米化〟

がんという病気の原因については、遺伝やストレス、運動不足、環境などさまざまな指摘がされていて、今もなお情報は混乱しています。

しかし、乳がんだけは、どの専門家も食生活の影響の大きさを指摘しています。アメリカでは国民の８人に１人が乳がんだと推定され、そうした研究も進んでいますが、やはり多くの医療者、研究者が、原因は「食生活80％、遺伝20％」と述べています。

乳がんの医療者、研究者が、民族的な傾向から乳がん患者の食生活の傾向を指摘しています。圧倒的に欧米人に多く、アジア人に少ないというのです。

さらに同じ日本人でも、ハワイやサンフランシスコなどアメリカで生活している人はアメリカ人並みに乳がん患者が多くなっています。これは中国人でも同じです。

やはり、欧米型の食生活の影響が大きいことが明らかであり、否定する人はいないでしょう。**多くの医療者が、高脂肪（高コレステロール）、動物性食品の過剰摂取、つまり欧米化の食生活にあると指摘しています。**わたしもまったく同感です。

実際に欧米先進国では、脂肪の割合が40％を占める食事になっています。一方、乳がんの少ない第３世界の人たちの脂肪の割合は食事の15％にすぎません。前者の国の乳がん患者の割合は、後者の６倍になっているという報告もあります。

日本でも少し前までは乳がんは稀な病気でしたが、明らかに食生活の欧米化によって急増しています。とくに欧米化が進んでいる都会には多く、地方に少ないというデータもあります。

病院でお会いした患者さんの多くは、こういった情報を知り得たとみられ、「病気になってから肉を減らして野菜を増やしました」といっていました。もちろん、それはそれでいいと思います。

しかしながら、たくさんの乳がん患者さんの食生活を見てきたなかで、年中、焼き肉やステーキ、すき焼き、しゃぶしゃぶを食べている人にはほとんどあったことがありません。よく食べる人でもせいぜい10日に1回程度がいいところです。

昔の日本人よりは食べるようになっているのでしょうが、病気の原因になっているとは考えられません。根本的な問題は、肉類の食べすぎだとは思えません。

乳がんが急激に増えている大きな原因とは？

わたしは過去に埼玉県の帯津三敬病院と東京・六本木の松柏堂医院という2つの医療機関で、がんの患者さんなどの食事相談をしてきました。

がんになられた方のほとんどが60～70歳以上の方でした。しかし、子宮、卵巣、乳房など婦人科系のがんは、それが当てはまらなくなっています。なかでも、乳がんの弱年齢化はとどまることを知りません。

病院での食事相談にも、30代の女性がたくさん来院していました。乳がんの発生率は年々増加の一途をたどり、2000年には胃がんを抜いて女性のがんのトップになりました。**いまでも年間で約3万人近くの方がかかっています。おおよそ12人に1人がかかっているといわれるようになっています。**

1000人以上もの20代、30代の乳がん患者さんの食生活を見てきましたが、若くして乳がんになる患者さんの食生活は、驚くほど似通っています。乳がん患者さんのじつに7～8割ほどが同じような食生活です。

最大の特徴は、ごはん（お米）をあまり食べていないということです。圧倒的に1日1回という人が多いのです。稀に2回という人もいますが、ごはん茶碗と塩辛の小鉢を入れ間違えたのかと思うぐらい、食べるごはんの量がきわめて少ないのです。それではお腹が空いてしまいますから、その不足分は、カタカナ主食やスイーツ（洋菓子）で満たしている人が目立ちます。

典型的な食生活は、朝はパン（マーガリンあるいはバター）、ハムエッグ、サラダ（ドレッシング）、ヨーグルト。昼はパスタかピザかラーメン、あるいは菓子パン。間食はケーキ、クッキー、アイスクリーム、チョコレート。夕飯になってやっと少しだけごはんを食べる。といったパターンです。焼き肉やステーキやとんかつなど食べなくても、「食用油」「乳製品」の過剰摂取が特徴的です。女性の高脂肪型食生活の最大の原因はパンの常食であって、とんかつや天ぷら、ステーキではないのです。

原因を断定的に限定することはできませんが、患者さんの傾向として食用油や牛乳、乳製品の摂取量が多いことは否定できません。

女性のがんのうち、乳がん、子宮がんが60％を占めています。

厚生労働省研究班が15府県で１９９３年から２００１年まで地域がん登録で集めた約１３７万人の患者データを解析した結果によると、30代前半は男性が人口１万人あたり27人だったのに対して、女性は67人。30代後半になると男性は67人に対して、女性は１１５人でした。

つまり、30代では女性のがんの患者が男性の２・３～２・５倍になっているのです。おそらく、20代の調査をしたら男女差はもっと広がるでしょう。

がんの原因を1つの食品だけで語ることは危険ですが、主食の量と選択は食生活全体に影響する問題です。ごはんの消費が減ったといわれながらも、男性は女性に比べてまだごはんを食べています。また、「ごはんを食べると太る」などと気にする若い男性はごく少ないでしょう。反対に、大盛りのどんぶり飯を女性が食べることはそうはないと思います。

ごはんを食べてもじつは太りません

ごはんを食べない女性の多くが「ごはんを食べると太るから」といいます。しかし、まことしやかに語られているこの説は、はっきりいって信憑性がありません。

前述したような油・砂糖の大量摂取型の食生活になれば、ごはんを食べないことででんぷんの摂取量が減っても、脂肪の摂取量が増えるばかりです。結果的に健康を害するだけだと断言できます。ダイエット志向の高まりとともに、こうした主張が女性たちの心をつかんでしまっているのです。

宮沢賢治の『雨ニモマケズ』（1931年）という有名な詩には、こう書かれています。

一日二玄米四合ト
味噌ト少シノ野菜ヲタベ

1日に玄米4合というのは、茶碗で12杯くらいになります。実際にその当時はそのくらい食べるのが普通でした。自動車や電化製品もない時代なので、体も使っていましたし、おかずも少ないので、ごはんをたくさん食べる必要があったのです。この当時に肥満に悩む人などめったにいませんでした。むしろ、太っていることが金持ちの証であるような時代でした。山ほどごはんを食べていた庶民に肥満などありえなかったのです。

ところが、戦後になって日本人はごはんを食べなくなってきました。ここ50年で日本人の米の消費量はほぼ半減しています。それと反比例するかのように、肥満や糖尿病、生活習慣病の人が増えてきているのです。糖質が病気の根源だとしたら、これはおかしいですよね。

ごはんを食べて糖質を摂ることと、肥満や糖尿病になることは、ほとんど関係ありません。ただし、お父さんの夜食につきあって、夜遅くにごはんをしっかりと食べたら体重は当然増えます。繰り返しますが、これはごはんそのものではなく、食事時間が問題なのです。

一般的な食事時間にごはんをしっかりと食べても肥満にならない証拠に、私たちはつい最近、〝人体実験〟を目にしています。

２０１３年３月、ホリエモンこと株式会社ライブドアの元社長である堀江貴文氏が、刑務所から仮釈放になって、メディアの前に姿をあらわしました。その姿を見て驚いた人は多いと思います。収監前には95キロもあった体重が、出所時には65キロまでに減り、引き締まった体になっていたのです。

刑務所の食事というのは、ごはんをしっかり食べさせる献立になっています。というのも、少ない予算でどう空腹を満たすかというと、おかずを増やすよりもごはんの量を増やすほうが効果的だからです。

府中刑務所で服役囚の食事を試食する機会がありましたが、ごはんの盛りが非常に多くて、同行した女性が半分しか食べられませんでした。

こうした大盛りごはん中心の食事の結果がホリエモンの体重の減少です。もちろん、彼がやせた大きな理由は、酒が飲めなくなったこと、まんじゅうやケーキが食べられないことにあるでしょう。しかし、少なくとも、ごはんを食べすぎて太るわけではないことは明らかです。

フワフワの輸入小麦の罠

そもそも、なぜ同じでんぷんでもパンやパスタなどに比べてごはんばかりが「太る」といわれ、避けられているのでしょうか。

日本の環境に適したおいしいごはんがあるにもかかわらず、ごはんを食べない。この流れは、戦後の栄養教育からすでに始まっていました。

「ごはんは残してもいいから、おかずを食べなさい」という指導によって、日本ではごはんの消費量が激減しました。1950年（昭和25年）には、1人1日あたり平均で茶碗5杯は食べていましたが、現在では茶碗に2杯強（2000年）です。2杯強というのは平均値であり、それ以上食べている男性もいますから、女性の実際のごはん摂取量はこの平均値よりもかなり少ないとみていいでしょう。

ごはんの代わりに増えたのは小麦、とりわけ輸入小麦です。いまわたしたちが食べている小麦の9割近くが輸入小麦となっています。輸入小麦はタンパク質（グルテン）の量が多く、まるでチューイングガムが入っているように膨らみやすく伸びやすいので、パンやめん類に使われています。

おやきやうどんなどに使われる水と相性がいい国産小麦に比べて、ふわっとしたパンなどに使われる輸入小麦は油と相性がいいのです。女性が男性よりもコレステロール値が高くなってしまったのは、油が好きな輸入小麦をたくさん食べているからなのです。

本当に〝豊か〟な食卓とは？

ごはんを食べなくなったことで、食卓の副食も貧しくなっています。

ＮＨＫによる「日本人の食生活」という調査では、「昼食のおかずの内容」という項目で、パンの場合のおかずは、生野菜、ハム・ソーセージ、生卵・ゆで卵、野菜炒め、卵焼き、ハンバーグ、コロッケ、鶏の空揚げなど9種類しか挙がりませんでした。一方で、ごはんが主食のときは、焼き魚、野菜の煮物、天ぷら、おひたし、煮魚、魚の干物など、20種類以上が挙げられています。

日本の食材の豊かさは油をそれほど必要としなかったことでもわかると思います。ウナギや旬のサンマは、むしろ脂が多すぎるので七輪で焼いて落とす、そして自然の塩を軽く振って食べるのが一番おいしい。サバは酢で締めてさっぱり食べる。脂の少ないキスのような魚だけは天ぷらにして食べるといった具合に。

しかし、パンやパスタではこうはいきません。カタカナ主食にあうおかずは、マヨネーズやケチャップ、ソースを使った「マヨケソ料理」にしないとおいしくありません。必然的に油と砂糖だらけになります。

「日本人の食卓は豊かになった」といいますが、実際には「にぎやかになっただけ」で、本当の意味で豊かになってなどいません。食材の種類そのものは減ってしまっています。輸入小麦を使った「カタカナ食」によって、進んだのは食の〝見せかけの多様化〟です。

四季を通して変化に乏しい食生活。それが子どもの肥満やアトピー、お母さんの婦人科疾患、お父さんの生活習慣病などを引き起こしてしまっているのです。

世界で最初に米を炊いた国は日本だといわれています。「炊く」とは、お米を「煮る」「蒸す」「焼く」という流れを一気に行うことです。かつてはお米を煮るだけでしたが、その後、蒸すようになり、現在の炊くという調理法にたどり着きました。

日本は世界一おいしいごはんが食べられる国といっても差支えないと思います。ごはんを中心とした食卓にするだけで、おのずと本当の意味での食の豊さ、家族の健康にもつながっていくのです。

野菜や魚、豆腐や納豆を食べること、あるいはみそやしょうゆ、みりん、日本酒などを使うことも和食の特徴ですが、それは主役のごはんがあってこそです。食品添加物などの心配もまずありません。価格も、茶碗1杯でおおよそ30円。ペットボトルのお茶は150円、あんパンならば100円ですから、ごはんは安価で無理がなく、日本の日常食としてもっともすぐれているといえるでしょう。

甘いおやつは〝心のために〟欠かせない

医療機関でたくさんの患者の食生活を見てきましたが、アルコールも飲まず、タバコも吸わず、甘い菓子類も食べないという人は極めて少ないです。「わかっちゃいるけどやめられない」のが人間というものです。どれもやらないという人はおそらく300人に1人くらいでしょう。

趣味が悪いといわれるかもしれませんが、わたしはしばしばお墓を見にいくことがあります。お墓のお供えとして人参が置いてあることはほとんどありません。あるのはカップ酒の空きビン、酒を飲むためのぐいのみ。お線香のところをよく見ると、たばこの吸い殻があることも多いです。女性の仏壇には、たいがい和菓子が置かれています。

故人がもっとも幸せな顔をしていたときに傍にあったのは、酒やタバコ、まんじゅうだったということなのでしょう。単においしいものはやめられますが、自分を幸せにしてくれるものは、なかなかやめられないのです。

大酒飲みでヘビースモーカーの人で、甘い菓子類も食べるという人はあまりいません。ところが、入院して晩酌や喫煙ができなくなると、多くの場合、甘い菓子類を食べ出すようになります。「タバコをやめて太った」という人の多くは、タバコをやめて甘い菓子類を食べるようになって太ったのです。

企業での「置き菓子」が増えたのも、禁煙のオフィスが増えてタバコを吸いながら仕事をするのが難しくなってきたからという事情もあります。コンビニエンスストアで男性用のスイーツが販売され始めたのも、そうした禁煙運動の影響が大きいことは間違いありません。分煙でなく全面禁煙にした企業では、今後、肥満や糖尿病の社員が増えてしまう可能性があるでしょう。そう考えると、「禁煙運動」と「メタボ対策」を同時に行うのは難しいのかもしれません。

高脂肪のスイーツやケーキ、チョコレートなどの問題を理解したとしても、容易にやめられたら苦労しません。単に体重が多すぎて腹回りが太めだというだけで、メタボ、メタボと犯罪者のように責められている気の毒な中年男性が増えていますが、責められている男性のほとんどが運動不足にもかかわらず、油だらけの食事を好むか、アルコールを飲んだり甘い菓子類を食べたりしすぎていることが多いでしょう。

それが健康を害する可能性が高いなんてこと、誰かに指摘されずともほとんどの人がわかっています。それでも、「わかっちゃいるけどやめられない」のです。

メタボ、メタボと責めている医師も、そのことを理解しています。「運動しなさい。食事を減らしなさい」と指導しながらも、どうせできないことがわかっています。だからその先に「それでは薬を出しておきましょう」という筋書きを描いているのです。

アルコールやたばこはあきらかにドラッグと呼べるものですが、甘い菓子類は子どもも食べるのでドラッグという認識の人は少ないと思います。しかし、アルコールやたばこをたしなまない人が甘い菓子類をやめるのはきわめて難しいものです。

かつて、アメリカの医師が「乳がんを予防するためには、タバコを吸うことだ」というニュアンスのコメントをして世界中から非難を浴びたことがありましたが、たぶん、その医師は、乳がんをはじめとした婦人科系疾患で悩む女性に喫煙者が少ないことに気づいたのでしょう。私もそう思っています。これまでたくさんの乳がんの患者さんに合ってきましたが、タバコもアルコールもやる人はほとんどいませんでした。タバコを吸わない女性、アルコールをたしなまない女性は、甘い菓子類を好む傾向があるということです。

小さいころから洋菓子を食べ続けると…

アルコールやたばこは例外的な場合を除けば大人になってから覚えた人がほとんどです。早くても中学生・高校生くらいからです。

しかし、甘い菓子類やジュースは赤ちゃんでも食べられます。

中高年の元気な女性で甘いお菓子が大好きな人はたくさんいます。しかし、そうした女性たちは子どものころから食べていたわけではありません。大人になって、体ができあがった後で食べるようになったのです。

しかし、いまの20、30代の女性は、毎日でも食べられる時代に生まれ育っています。赤ちゃんのときからずーっと食べてきた可能性があります。3歳の子どもがアルコールを飲むのと、50歳の大人が飲むのとでは、体に与える影響が同じであるはずがありません。たばこだって同じです。

甘いお菓子類に関しては、いまの若い世代は毎日がクリスマス、毎日がバレンタインデーの時代に生まれたのです。アルコールやたばこよりも、ある意味で影響が大きいといっても大げさではありません。

しかも、一昔前は甘いだけの和菓子、まんじゅうや飴、羊羹《ようかん》などがほとんどでしたが、いまはケーキ、クッキー、アイスクリーム、プリン、チョコレートなど洋菓子が多様化しています。大手コーヒーチェーンでは、スコーンやケーキ、デニッシュロールなどを食べながら、生クリームやチョコレートソースがたっぷりと乗った甘くて冷たいドリンクを飲んでいる女性がたくさんいます。

ハレの日でもなく、彼女たちにとって、なんの変哲もない日常の一幕に過ぎないのでしょう。いまは身の回りに、バター、生クリーム、チーズ、マーガリン、ショートニング、牛乳、油脂類などがたっぷりと使われているものがありふれていて、いつでも簡単に食べられてしまいます。おやつにまんじゅうや羊羹などを楽しんでいた時代に比べ、同じ甘い菓子類でも、脂肪が非常に多くなってきています。元気な中高年の甘いもの好きと、若い女性の甘いもの好きとでは、状況がまったく違ってきているのです。

甘いお菓子はおやつとしてガツンと食べよう

子どものおやつにはおにぎりが理想だと前述しました。

しかし、わたしたち大人は3時のおやつに大きなおにぎりを出されたらとても食べられないでしょう。胃袋が小さな子どもは3回の食事では足りなくなることがあるため、「4回目の食事」が必要ですが、大人には必要ありません。

しかし、大人にとって、食べることは胃袋を満たすだけではありません。

「お酒を飲まない人にとってお菓子屋さんは居酒屋」

つまり、**お酒好きの人たちが居酒屋でお酒を飲んで充足しているように、お酒を飲まない人たちはスイーツを食べて心を満たされている**のです。心の栄養も必要なのがわたしたち大人なのです。

ただ、注意しないとお菓子を1日に3回も4回も口にしてしまう可能性があります。それがいとも簡単にできてしまう時代です。若い女性のなかには365日そのような状態になっている人もいます。だからこそ、婦人科系の疾患が増えているのです。

甘い菓子類が体によくないことは事実ですが、現代の日本人にとってもっとも安価で危険性の少ない精神安定剤になっている可能性が高いといえます。それらを一概に悪いと決めつけてしまうことには違和感があります。

では、どのように甘いものとつきあえばいいのでしょうか。

繰り返しますが、パンはお菓子です。朝食に食パン、昼食にサンドイッチ、3時にクッキー、そして夕方か夜に食事とは別にチョコレート。ここまでいくと「お楽しみ」のレベルをこえてしまっています。

甘いお菓子は、食事とは別にして別腹で楽しむことです。食事そのものをお菓子にしてしまってはいけません。別腹もせいぜい1日1回に抑えたいところです。まともな食事をせずにお菓子を楽しもうとすると、いくらでもお菓子がお腹に入ってしまいます。

「オシャレめし」はママ同士の食事会で楽しもう

女性はとくに食事のときに、「見た目」や「雰囲気」も食べています。食にファッション性を求める女性は多いと思います。

外食ではパンやサンドイッチ、パスタ、ピザ、パンケーキといった脂肪過多のカタカナ主食に偏りがちです。そういう店は食後にコーヒーでも飲みながら、おしゃべりしやすいという楽しみもあるかもしれません。

そば屋や定食屋ではゆっくりおしゃべりするのがむずかしいという事情もわからないではありません。

天丼やカツ丼、とんこつラーメンなど迫力のある料理は毎日食べようと思わなくても、パスタやワンプレートになった〝カフェ飯〟は、見た目では油の迫力もなく、毎日のように食べ続けてしまう可能性もあります。

ところが、迫力はないものの確実に油を摂っています。さらに、付け合せにドレッシングのかかったサラダやデザートまでついてくることもあります。無自覚に油攻めの食事になってしまうのです。

イタリアンレストランを選ぶ人のなかにはオリーブオイルはコレステロールを増やさず体にいい油だと考えている人もいます。しかし、体内でコレステロールが合成される最大の原因は、消費熱量に比べて摂取熱量が多すぎるということです。どんな油であろうが、消費熱量に見合わないほど食べていたらコレステロール値が下がることはありません。パスタもピザも高脂肪の料理です。イタリアンレストランにある他のメニューも、油を使っていない料理はほとんどありません。

しかし、カタカナ主食を完全に避けようとして友人との外食を断り続け、気がついたら友人が1人もいなくなっていた、というのは不健康な話でもあり、本末転倒です。

友人との楽しい食事を優先させつつ、平日や1人で食べるときには、ごはん、そば、うどんといった「ひらがな主食」を選びたいところです。子どもと一緒の場合はなおさらの話。「無農薬野菜を使ったイタリアンだからいい」とか、「無添加食材を使ったカフェだからいい」というものではありません。

乳製品には脂肪がたっぷり入っています

パンやパスタ、ピザなどのカタカナ主食が増えると、もう1つ増えるものがあります。それが、乳製品です。

バターを塗ったパン、生クリームの入ったスープ、ミルクを入れたコーヒーあるいは紅茶、ヨーグルト、食後にアイスクリームやケーキ。ピザにもたくさんのチーズが使われています。生クリームやチーズをたっぷり使うパスタもあるでしょう。

脱脂粉乳という商品があります。文字通り、牛乳からバターをつくるために脂肪分をのぞいたものです。お湯に溶かして飲んでも乳製品特有の香りは残りますが、決しておいしいものではありません。わたしが小学校のころは給食に牛乳は出ませんでした。すべて脱脂粉乳でしたが非常にまずいものでした。

乳製品のおいしさは、まさに「脂肪のおいしさ」なのです。脂肪というのは、「月」に「旨」いと書きます。ヨーグルトや乳酸菌飲料、バター、チーズも、おいしいのは脂肪がたっぷりと含まれているからなのです。天ぷらやフライほどに油っぽさを感じないかもしれませんが、かなりの脂肪をふくんでいます。

たまにならばいいのですが、カタカナ主食やチョコレート、アイスクリームなど洋菓子によって高脂肪の食生活になっている人が多いのです。「塵も積もれば高脂肪」といったところでしょうか。

朝はごはんのほうがじつは手間がかからない

昼食や夕食で油脂類だらけの食事を避けることは簡単ではありません。付き合いで食べることもあると思います。夕食はごちそうを食べたくなるのが普通です。どうしても、昼食、夕食で油脂類を避けることは難しくなるでしょう。

だからこそ、付き合いで食べることも外食することも少ない朝食こそが、お母さんにも家族にも大切になってくるのです。ここで、パンにマーガリンをぬり、目玉焼き、サラダにドレッシングなどという食事になってしまったら、一日中、油脂類まみれです。

朝食はぜひごはんを食べる習慣を身につけてください。朝からごはんというと、手間がかかって大変だと考える人も多いと思いますが、それこそ「意味不明のバランス論」を忘れてください。

野菜はきちんとあるか、魚介類はどうか、乳製品は摂れているかなどを考えて朝食をつくってきた主婦なんて昔からいません。電気炊飯器も洗濯機も掃除機もない時代に、そんな料理をつくる暇などありませんでした。ごはん中心の「和食」は手間がかからず簡単だったから長く食べられてきたのです。

「和食は手間がかかる」と考える人が少なくない原因は、さまざまな料理本の影響にあると思います。そうした本は、朝からごはんにみそ汁、焼き魚、野菜の煮物、豆腐料理、そこにデザートの果物までついているものもあります。料理の本は見せる必要があるからどうしても豪華になるのでしょう。しかし、わたしには家庭の朝食ではなく、旅館の朝食にしか見えません。朝食など、ごはんにみそ汁が基本で、焼きのりや漬物や納豆などがちょっと添えられていれば十分なのです。

忙しい人は朝からつくる必要などありません。**前日の夕食のときにごはんを多めに炊いて炊飯ジャーに入れておけばいいのです。みそ汁だって多めにつくっておいて、朝は温め**

直すだけでいいのです。あとは漬物、焼きのり、煮豆あるいは納豆、小魚の佃煮、梅干しなどの常備食があれば十分でしょう。

手抜きをすすめているのではありません。肉や油脂類が多くなってしまう現代、せめて朝食ぐらいはあっさりとした食生活にしたいという意味での提案です。

育ちざかりのお子さんとお父さんの健康を両立させる方法

「子どもの顔を見て食事をつくってはいけない」と前述しましたが、現実には中学生くらいの男の子がいる場合は、魚料理がコロッケやトンカツになってしまう日もあると思います。お子さんが「夕食」の時間のうちに食べても、旦那さんが夜遅くに「夜食」としてこれを食べなければいい話なのです。

たとえば、子どもにはコロッケをつくったけれど、旦那さんには夜遅くにコロッケを食べさせるわけにはいかない。だから、刺身を数切れ用意するといった具合に、1品を変えるだけでいいのです。ごはんにみそ汁という基本があるからこそできる両立法です。

ところが、お母さんが家族それぞれとの会話を大切にするあまり、子どもと一緒に「夕食」を摂り、夜遅くに帰宅するお父さんと一緒に「夜食」を摂り、という生活をしていたら夜に2食分を食べることになってしまいます。

この場合、**お父さんの会社でのおにぎり夕食と同様に、子どもとは夕方にごはんやうどんなどの主食を付き合い、夫とは夜におかずを付き合うという方法をおすすめします。**家庭円満とお母さんの健康を両立させるいい方法だと思います。

お母さんがアルコールを飲めるのであれば、なおさら話は簡単。夜は夫婦で晩酌を楽しめばいいでしょう。お父さんは会社でおにぎりを食べ、お母さんは家で子どもとごはんを食べ、それぞれが主食をお腹に入れておけば、夜食のおかず、あるいはつまみは、野菜のおひたしや冷奴、焼き魚、刺身など、あっさりとした和食で満足できるはずです。

コンビニ・スーパーのお惣菜をうまく活用しよう！

しかし、「共働きで平日は料理している暇なんてない」というお母さんもいると思います。

出社前の朝、帰宅後の夕方あるいは夜、慌ただしく料理するとフライパンでパパッと簡単につくれる肉料理（食肉加工品）や炒め物になりがちです。

たしかに、油を使うと短時間でなんとか食べられる料理ができてしまいます。そこで、健康のために野菜をたくさん摂ろうと考えて、すぐにできる料理ということで野菜炒めをつくる人が多いのです。忙しいときに自炊をすると、油まみれの食事になる可能性が高いのです。

これを避けるには、休日に佃煮や煮豆などの常備食をつくっておくといいと思います。仕事をしている方は買ってもいいでしょう。

それも難しいという場合は、**思い切ってスーパーマーケットやコンビニの惣菜を利用するという手があります。**

野菜の煮物や和え物、おひたし、煮魚、焼き魚など、油を使わないおかずはたしかに手間がかかります。家で食事をつくって待っている人がいればいいのですが、共働きの場合、帰宅してからそうした料理をつくり始めるのは負担が大きいでしょう。

今やスーパーはもちろん、コンビニでも惣菜を売っている時代です。缶詰や冷凍食品もそろっています。価格はやや高めですが、手間を考えれば安いもの。コンビニ業界が夜型生活に対応した商品展開をしているのですから、上手に利用してみるのもいいでしょう。
「健康的な食生活＝自炊」と考えている人が多いかもしれませんが、女性が働く時代の食の〝ありかた〟があってもいいでしょう。出来あいのものを買うことに罪の意識を覚えるお母さんもいるかもしれませんが、毎朝、毎晩、家族が油攻めになるよりは得策でしょう。ごはんをしっかりと食べられることが重要です。
「大好きなスイーツやパスタをやめなくちゃならないのかしら……」と絶望感に陥ることはありません。

無理に禁止することはないのです。スイーツやパスタをやめることよりも、自宅ではごはん中心の和食をしっかりと食べることが大事です。

すると、おのずと徐々にスイーツやパスタを口にする回数が少なくなっていくはずです。そして、次第に便秘が改善したり肌がきれいになったりしていることにも気づくでしょう。

お母さんの食生活 Q&A

1. 便秘で困っています。どんな食生活をすればいいのでしょうか？

Q 便秘で困っています。なるべく野菜や果物をたくさん食べるようにしていますが、まったく変わりません。何か便秘が治る食品はないでしょうか？

A すぐに便秘が治る食品はありません。もしあるとすれば、それは「薬」です。場合によっては薬を考えることも必要かもしれません。ただ、便秘は毎日の食生活が原因になっていることが多いものです。薬を考える前に、日々の食生活を見直すことをおすすめします。

便秘で悩んでいるのは圧倒的に女性です。ところが、多くの女性は、「私は主人や子どもと比べて、野菜や海草、果物など食物繊維をしっかり摂っているのに、どうして便秘になるのでしょうか？」といいます。たしかに、子どもや男性に比べて、女性のほうが野菜や海草、果物などをしっかり食べている人が多いと思います。それにもかかわらず、便秘が多いということは、それらの食物繊維はほとんど影響がないということを証明しているようなものです。

多くの女性が大切なことを忘れています。「便」というからわからないのです。「糞」と書けばわかることです。「糞」という字は、「米」が「異」なる形で出てくると読むことができます。子どもは、野菜や海草など好んで食べることはありません。おかずよりもごはんばかり食べたがります。ダイエットのために「ごはんを減らしている」という男性もめったにいません。しっかりごはんを食べています。女性は、野菜、海草、果物だと考えすぎて、あまりごはんを食べないことが多いのです。その結果が、便（たより）に出ているのです。

食生活は便りでわかります。ごはんをきちんと食べるところから始めてみましょう。

▪ 2. 果物はどの程度食べてもいいのでしょうか？ ▪

Q 果物が大好きなのですが、どの程度食べてもいいものなのでしょうか？

A 女性のなかには、ごはんも食べずに果物を主食のように食べる人もいます。思わず、「あなたはゴリラかチンパンジーか？」といいたくなることがあります。一般にアルコールやタバコを好まない人は、甘いものが好きです。甘い物の１つとして、果物を好んでいる可能性もあります。逆に、アルコールやタバコの好きな人は、それほど果物を食べません。

世界中をみても、果物を主食にしている国はほとんどありません。青バナナくらいだと思います。バナナは果物のなかでは、「でんぷん」が多いのが特徴です。米や麦に近いのです。ゴルフのテレビ番組を見ていると、タイガーウッズなどは、ラウンド中にバナナを食べている場面が写ることがあります。お腹にもたれない割には腹持ちがいいことを理解しているのだと思います。

その点、他の果物は「果糖」が多く、「でんぷん」のように腹持ちがよくありません。主食のように、果物を食べている人は、すぐにおやつを食べたくなっている可能性があります。また、果物は水分が多いことも特徴です。年中、主食のように食べている人は「冷え」で悩んでいる可能性があります。

男性で、果物を主食にしているような人はめったにいません。きちんと食事をして、楽しみ程度に食べている人がほとんどです。それが賢明な付き合い方です。

▪3. どんな「食用油」を選べばいいのでしょうか？▪

Q スーパーマーケットの食用油売り場に行くと、「コレステロールを上げない」「カロリーハーフ」「リノール酸含有」「オレイン酸含有」「オメガ6含有」「バージンエキストラ」など、さまざまな宣伝文句が書かれていて何を選んでいいのかわからなくなります。どのように選べばいいのでしょうか？

A 「食用油」には、大きく2種類あると考えてください。少し前まで、油は原料のごまやなたねを蒸したり、炒ったりして機械で圧力をかけて、どろどろの状態にして、和紙などで濾していました。「圧搾法」と呼ばれる製法です。時間がかかる作業のため、油は非常に貴重なものでした。ところが最近は、「溶剤抽出法」といい、さまざまな薬品を使い効率よく製造するようになっています。そのことによって、油は非常に安くなりました。ただし、薬品を使って製造することに対して、疑問が残ります。また、そのことによって本来含まれている栄養素がほとんどなくなっています。油の選択でもっとも大事なのはそこにあります。したがって、同じごま油、米油といっても「圧搾法」と「溶剤抽出法」のものがあります。大切なことは、材料の種類や「宣伝文句」ではありません。「製造方法」にあります。質のいい「圧搾法」の油を購入しようとすると高価になります。何を選んでいいかわからかったら、具手的には自然食品店と呼ばれるところで購入することをおすすめします。今は、インターネットで購入することも可能です。

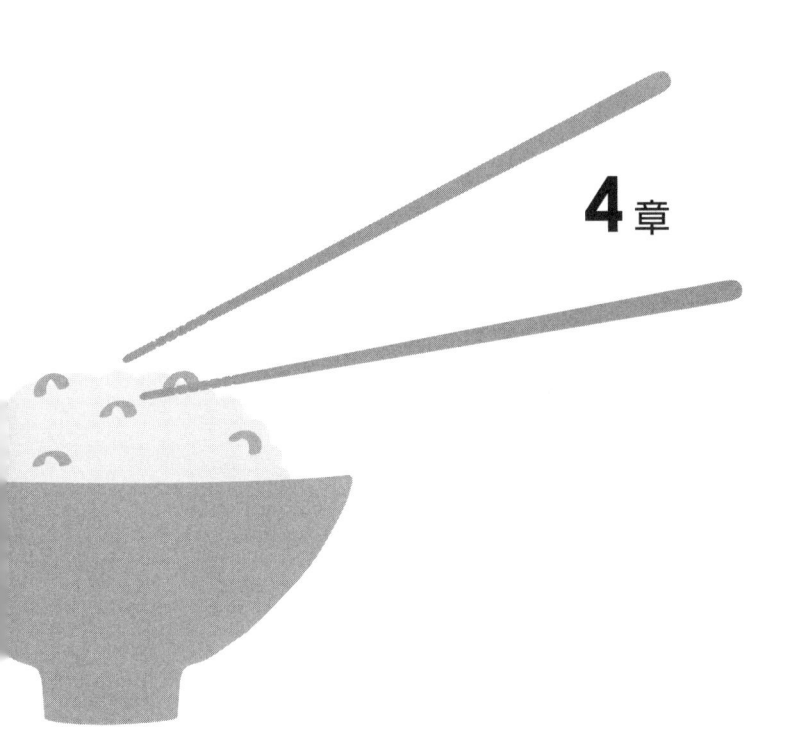

4章

簡単・ムダなし！
みんながよろこぶ
粗食ごはん

主食

食生活は人それぞれ違っていい

この章では、具体的な改善策を提案していきます。

その前に2つのことを確認しておきたいと思います。

1つは、理想的な食生活は人それぞれであるということです。誰かにとっていい食生活が、あなたにとっても理想的な食生活とはかぎりません。なぜなら、与えられた「食環境」はそれぞれであり、具体的にいえば、「体」「心」「家族」「社会」「経済面」などの条件が異なるからです。

「体」についていえば、特別な病気、たとえば人工透析をしているとか、消化器系の病気で術後それほど時間が経っていない方。あるいは食物アレルギーがあって一部の食品が食べられない方もいるでしょう。そうした場合は、以下の提案が必ずしも合うとは限りません。特別な病気をしていないとしても、胃腸が弱く、食が細い人もいるでしょう。逆に、大食漢の人もいるのではないでしょうか。

「心」というのは、本文でも述べてきたように、食の「快楽」の問題です。**アルコールが大好きな人もいれば、一滴も飲めない人もいます。スイーツには目がない人もいるでしょう。これもまた人それぞれです。**

「家族」についていえば、**食は個人の問題とはいえ、家族とのかかわりを無視するわけにはいきません。**自分さえよければいいというわけにはいきません。「食」は家族の大切なコミュニケーションの場でもあり、家族関係をぎくしゃくさせてしまう可能性もあります。

台所に立っている人も、働く女性もいれば、専業主婦もいるし、男性が料理をつくる家庭もあるでしょう。大家族、単身赴任、一暮らし、それぞれの理想はちがってきます。

「社会」というのは、仕事や学校の関係での食事、友人、知人との食事も無視できないということです。なかには仕事上、ほとんどの食事を外食にせざるをえない人もいるでしょう。夕飯が深夜になってしまう人もいます。仕事上、毎日のようにアルコールを飲まざるをえない人もいるかもしれません。

「経済面」とは、お金の余裕があるかどうかで、選ぶ食事、食材は異なざるをえないということです。

したがって、１０００人いたら、１０００人の理想的な食生活があります。

なかには非常に条件が悪い人もいるでしょう。そのような人は、とても食生活なんて考える余裕はないと考えているかもしれません。だとすれば、それは、誤った「常識」に縛られているからに他なりません。

たしかに、１００点満点の食生活は難しいかもしれません。しかし、どんな条件の人であっても、健康を維持するうえで充分な食生活を実践することは可能です。それが２つ目に確認しておきたいことです。

重要なのは食生活の「土台」です

現代社会のなかで、いい食生活をしようとすることはけっして簡単なことではありません。時間的にも経済的にも、社会的にも限界があります。だとすれば、**手を抜くことができない大切な土台となる部分には時間もお金もかけ、どうでもいい小さな部分は手を抜く**

のが現実的です。

食生活を見直すということは、家を建てることと似ています。家には土台や柱、屋根があり、絨毯やカーテンがあります。絨毯やカーテンも大切ですが、極端にいってしまえば、それがなくても生活できるものです。

食生活にもはっきりと優先順位があります。大切な幹となることほど簡単で手間もいらず、誰でもできます。細かな枝葉の部分は手間もかかり面倒です。「食生活を見直したいけど難しい」と考えている方は、この幹と枝葉を逆にしてしまい、優先順位を間違えているからです。はっきりいってしまえば、どうでもいい小さな問題で苦労している場合がほとんどなのです。

以下に具体的な提案をさせていただきますが、大切な順番に挙げていきます。

たとえば、**1番目の提案は主食の問題になっています。食生活は主食で決まります。主食のなかでもごはんをきちんと食べることが大切です。**

もしもごはんをきちんと食べなければ、同じ糖質の供給源である砂糖や果物（果糖）が欲しくなる可能性が高くなります。実際に、あまりご飯を食べない人は、年中、甘いお菓子類や果物ばかり食べているのではないでしょうか。ごはんをきちんと食べずに甘いお菓子をやめようと思っても難しいものです。

「朝はパン派」という人も多いと思いますが、お米ならばパンと違って購入時に膨張剤や防腐剤などの食品添加物を心配する必要はありません。

わざわざ自然食品店やパン屋などに足を運んで無添加で高価なパンを買わなくても、ごはんをしっかり食べるだけで食品添加物も遺伝子組換え食品の心配もぐんと少なくなります。

それに、パンを主食にして、「季節の野菜を食べましょう」といっても、パンにうどの酢みそ和えやほうれん草のおひたしは合いません。パンに合わせようとするとサラダやハムエッグなどになり、季節感がない食卓になってしまいがちです。

家の土台となる部分、それは主食です。主食によって、副食も間食も決まってくる、それが〝食生活〟なのです。主食が揺らぐということは、食生活全体を脅かしているということ。食生活の問題とは、つまり主食の問題です。

優先順位を間違わなければどんな条件の人でも、食生活を見直すことは誰にでもできるのです。

食生活は「主食」が9割

世界のほとんどの人たちが、穀類やいも類を主食にしています。ヒトは「でんぷん」を食べる動物だということです。副食とはその意味がまったく違います。

でんぷんを摂る方法としては、ごはん、うどん、日本そば、もち、スパゲッティ、ラーメン、さつまいも、じゃがいもなどがあります。そのなかで、私たち日本人にもっとも適するのがごはんです。だからこそ、365日、朝、昼、夕、毎日食べることができるのです。私たちは砂糖や油脂類が使われていないでんぷん質で胃袋を満たしてきたのです。

ところが、いまはおかず云々の前に、そもそも主食そのものが砂糖と油まみれになっています。この2つがタッグを組んだ典型的な例が、パン、ハンバーガー、ホットドッグ、パスタ、ピザ、パンケーキ、ドーナッツなどの「カタカナ主食」です。カタカナではありませんが、焼きそば、お好み焼きなども同類です。

こうした主食に比べて、ごはんのすごいところは1日3回食べても飽きがこないところ

です。いくらラーメンやパスタが好きな人でも、朝、昼、夕と食べる人は滅多にいないはずです。また、現在の食生活事情のなかでは、食品添加物など化学物質も注意が必要です。パンの他にラーメン、うどん、そばなどの加工品は、原材料に何が入っているか配慮しなければなりませんが、ごはんならその心配がありません。

食生活でもっとも大切なことは、ごはんをきちんと食べること。といっても、現代社会のように体を使うことが少なくなると、1日3回ごはんを食べると重いと感じる人のほうが多いのも事実です。**与えられたライフスタイルのなかで、少なくとも1日に2回は〝白い〟ごはんを食べるようにしたいものです。**

〝白い〟というのはチャーハンやピラフ、カレーライスなどではなく、油や砂糖が使われていないごはんという意味です。朝、夕はごはん、昼はそばかうどんあたりがちょうどいいのかもしれません。あるいは、仕事で夕食が遅くなる場合は、夕方にまずはおむすびだけでも食べるという方法のほか、朝と昼にごはんをしっかりと食べて、遅い夕食は副食だけにして主食を抜いてしまうというのもいいでしょう。

極端にいえば、副食はなんでもいいのです。1日2回ごはんを食べれば副食もおのずと変わってくるでしょう。

玄米、胚芽米、分づき米…の選び方

ごはんは素晴らしい主食ですが、白米はやや白過ぎるのも現実です。**可能であれば、未精製のご飯をおすすめします。**籾殻《もみがら》だけをとり、ぬかのついた状態のものが玄米です。少し精製したものが三分づき、もう少し精製したものが五分づき、七分づきになります。

数字が大きくなるほど白くなります。玄米は、よく噛まなければのどを通りませんからふだん食べすぎているような人にはピッタリです。ただし、胃腸の弱い人にはすすめられません。お子さんの場合も、合わない場合があるので注意してください。

また、玄米は一般の電気炊飯器でおいしく炊くのが難しいのが欠点です。一方で、三、五、七分づきは、いずれも電気炊飯器で炊くことができます。七分づきは、かなり白いので食べやすいのですが、やはりこれもやや白過ぎる気がします。

断然、おすすめは五分づきです。比較的白いため食べやすく、ある程度、胚芽やぬかに栄養素が残っています。胚芽米も七分づきと同じと考えていいでしょう。

どうしても白米でなければ、という場合には、麦や雑穀（あわ・きびなど）を入れて食べるのも大変によいことです。どれを選ぶにしても、家族全員で食べやすいものを選ぶようにしましょう。

パスタ、ピザ、オムライス…は日曜日のご馳走として

現代の食生活でもっとも大切なことは、いかに「油脂類」と「砂糖」を減らすかにあるといってもいいと思います。そのためには、副食から揚げ物や炒め物を減らしたり、甘いお菓子に注意することも必要です。

しかし、砂糖や油脂類が増えすぎた原因は副食の問題ではなく、前述した「カタカナ主食」が増えたことにあります。つまり、小麦粉の主食が増えた、ともいえます。

こうした主食は、砂糖や油脂類なしに食べることはほとんどありません。主成分は小麦粉などのデンプンで、さらにソースやマヨネーズ、ケチャップなどの調味料も使います。

そうした調味料にも精製された糖質や脂質が含まれているため、デンプンと砂糖の「ダ

ブル糖質」、さらに食用油も加わった「ダブル糖質＋脂質」のトリプルパンチとなってしまうのです。「デンプン質」の供給源というよりは、砂糖と脂質の供給源といったほうが適当です。

これらを主食にしながら砂糖や油脂類を減らすことはできません。毎朝、パンというような食生活はやめるべきです。

ただし、これらをすべてやめるというのも、もはや非現実的かも知れません。だとすれば、**メリハリをつけて、日曜日など特別な日に食べるようにする**のがいいでしょう。あるいは、**自宅で食べる場合や1人で外食する際などはごはんを食べ、カタカナ主食は友人との会食程度に抑える**のも現実的かもしれません。

ごはん以外の主食として日常的に食べるなら、もちやそば、うどん、そうめん、ひやむぎなどがいいでしょう。

汁もの

みそ汁は一番大切な脇役です

夕方、スーパーマーケットに行くと、「今晩のおかずは何にしようかしら」という声が聞こえてきます。ただし、「今晩の主食は何にしようかしら」、あるいは「今晩の汁ものは何にしようかしら」という言葉を聞いたことがありません。もし、毎日、主食から汁もの、おかずまで考えなければならないとしたら、疲れ果ててしまうことでしょう。そうならないのは、主食と汁もので悩まなくていいからです。

ごはんとみそ汁があり、それに合うおかずを考えます。その際、栄養的なことを考えておかずを選んでいる人はほとんどいません。どちらかといえば、味覚的な組み合わせ、あるいはサイフと相談して決めているでしょう。

多くの方が、そのような日常を何十年と続けています。おおまかな数字でいえば、ごはんとみそ汁だけで、体に必要なものは7割ほど、残りの3割ほどをおかずで摂ろうとしてきたのです。しょせん、おかずは3割ですから、味覚とサイフで選んでも大きな問題にはならないのです。

みそ汁は万能です。どんな野菜や魚介類でも合うため、旬をふんだんに使って季節感を味わえます。いわば〝小さな季節〟です。

「子どもがみそ汁を好まない」というお母さんは大抵「具だくさんみそ汁」をつくっています。「栄養バランス」にとらわれている大人は野菜をこれでもかとゴロゴロ入れたみそ汁をつくりがちです。

しかし、みそ汁はまず水分をとるもの、そして、体に必要な塩分をとるものであり、具はその次です。「野菜のみそ煮込み」にしてしまうのは、少しやりすぎです。極端にいえば、子どもはたとえ〝具なしみそ汁〟でもごはんをおいしそうに食べるものです。

みそ汁は油も砂糖も使わずにごはんをおいしく食べられる優等生です。

情報に振り回されている大人は「塩分は大丈夫なのでしょうか」と「減塩」に気を取られがちですが、塩やみそ、しょうゆを使わずにごはんを食べるとなると、マヨネーズやケチャップなど砂糖や油が増えてしまいます。油と砂糖の味付けは必要以上に食べすぎてしまいがちです。

一方で、塩味は体が拒絶するので塩分はそう簡単に摂りすぎることはありません。塩をふくほど塩分が高い梅干しや塩引き鮭を山ほどドカ食いしてしまったという話は聞いたことがありませんし、海水浴に行って間違って海水を飲みこんでしまったときは、塩辛さにむせ返ってしまうでしょう。

日本全国どこでもみそ汁が飲まれてきた理由

味噌は北海道から沖縄まで全国でつくられてきました。しかも、今もそれほど変わらずに各地方でそれぞれ特有の味噌が食べられています。これは偶然ではありません。

ごはんは、空腹を満たすための糖質（炭水化物）だけではなく、さまざまなビタミン、ミネラル、食物繊維などが含まれています。かなりの栄養素をまかなうことができます。

したがって、ごはんを食べる国は、ごはんを主食と呼び、おかずはごはんを食べるためのものと考えます。

ただし、それだけですべての栄養素がまかなえるわけではありません。**米は、タンパク質や脂質が少ないのが特徴です。そこで、ごはんの横に登場するようになったのが、大豆で作られる味噌であり、「みそ汁」です。**

おそらく、ごはんの相棒として、水やお茶、お吸い物など色々なものが登場して取捨選択されてきたのだと思います。しかし、長い年月の間に、全国のどの地域でもみそ汁になったのは、偶然ではないでしょう。

糖質だのタンパク質だの栄養素のことなど何も知らなくても、ごはんを補うものとして全国で定着してきたのは、無意識のバランスということができるでしょう。あるいは、人体実験の結果ということができると思います。

九州に行くと甘い麦味噌があり、東海地方に行くと、焦げ茶色の渋い豆味噌があります。徳島に行くと、関東の人間にはとても受け入れられない非常に個性的な味噌もあります。

全国にはさまざまな地方の味噌があり、まだまだ自家製の「手前味噌」をつくる家庭も少なくありません。それらが、今も変わらずに常食されています。**やはり、どれだけ食生活が変わっても、ごはんとみそ汁という「基本」は容易に変わらない。それだけ大切だということです。**

手の込んだおかずをつくるぐらいならば、みそ汁をはじめとしたごはんの脇役に力を入れてください。

常備食

「常備食」さえあれば、毎日手間いらず

若いお母さんやお父さん、あるいは1人暮らしの方からの「和食は手間がかかるから難しい」という声が少なくありません。日本料理店や旅館の食事と勘違いしているのでしょう。それら飲食店の料理が「和食」なら、たしかに手間がかかって難しいでしょう。しかしそれは、特別なご馳走であって日常の食事ではありません。

私が生まれた（昭和28年）半世紀前は、どこの家庭も和食でした。ことさら「和食」という人もなく、ごはんとみそ汁、漬物、野菜、魚介類などを中心とした食事をしていました。

ただし、当時は豊かな時代ではありませんでした。自動車で買い物に行く主婦はいませ

んでした。スーパーマーケットや24時間営業のコンビニ、冷蔵庫、電気炊飯器もありません。ましてや、電子レンジや冷凍食品、インスタント食品もほとんどありませんでした。

現在と比べたら、はるかに貧しく不便な時代でした。それでも、**ほとんどの人が和食だったのは、お金がかかったり、面倒で手間がかかったりする食事ではなかったからです。**

なぜ、それが可能だったのでしょうか。それは豊富な「常備食」を上手に活用してきたからです。たとえば、慌ただしい朝から、野菜料理や魚介類の料理をつくっていたわけではありません。基本的に、ごはんとみそ汁だけをつくり、昨晩の残り物と「常備食」を並べるのが普通でした。私は茨城県で生まれたので、朝はごはんとみそ汁、漬物、納豆、川魚の佃煮、昨晩の残り物程度でした。

ごはんがおいしく進む「常備食」

今や女性の社会進出も進み、深夜に帰宅する人も珍しくありません。子育てしながら働いている女性も多くなっています。そのため、手軽なパン食が増えて、朝からマーガリン、バター、サラダにドレッシング、ハムエッグと油攻めになっている方もいます。それも、ある程度仕方ない面もあるでしょう。

しかし、こうした時代だからこそ、貧しくて不便だった時代の「知恵」を見直してみてはどうでしょうか。ごはんとみそ汁だけをつくり、常備食を利用する。そして、時間があるときに料理をつくればいいのです。

しかも、全国の常備食を調べると、材料の種類は違っても、見事に「野菜」「海草」「豆類（種実類）」「魚介類」がそろっています。ごはんとみそ汁さえあれば、体に必要なものが補えるようになっています。「バランス」などと考えたわけではないのでしょうが、長い時間のなかで「体験」からそのようになって残ってきたのでしょう。

具体的には以下のような常備食です。

- **野菜——漬物、佃煮、梅干し、ふりかけ**
- **豆類——煮豆、納豆（干し納豆）、大豆製品、なめ味噌**
- **海草——焼き海苔、海苔の佃煮、ふりかけ、青海苔**
- **魚介類——佃煮、塩辛、ふりかけ、鰹節、缶詰**

時間のある人はつくり置きをおすすめします。常備食は日持ちするのもいい点です。自分でつくれば、安上がりですし、「食品添加物」の心配もいりません。時間がない人はスーパーマーケットなどで購入すればいいでしょう。

料理を考える前に、常備食を揃えることから考えましょう。そうすれば、和食は決して難しいものではありません。

副食

季節の野菜を中心にすれば、間違いない

いい食生活をしているかどうかの目安に、購入する野菜の種類がどの程度あるのかということがあります。皆さんは、どんな野菜を購入することが多いでしょうか？

今、よく売れている野菜は、レタス、キャベツ、トマト、きゅうり、玉ねぎ、にんじん、

じゃがいもです。スーパーマーケットに行くと、これらの野菜は季節に関係なく、1年中販売されています。

レタス、キャベツ、トマトは、サラダ、じゃがいも、玉ねぎ、にんじんは、カレー、コロッケ、シチューなどに使われています。すべて、油を使った料理です。野菜のおいしさを味わっているというよりも、油脂のおいしさを食べているといったほうがいいでしょう。こうした野菜ばかりになっているとしたら、油が多くなっているだけではなく、食卓に季節感がないということの証明ともいえます。

本来、日本は四季の変化が激しい国です。したがって、季節に収穫される野菜も豊富です。こんな豊かな国はないでしょう。

夏は汗をかく季節ですから、きゅうりや瓜、トマトといった水分の多い野菜が採れます。秋は「実りの秋」というだけあって、穀類、いも類、豆類、種子類など熱量の多いものが採れます。寒くなってくると、大根、レンコン、ごぼう、ねぎ、里芋などの根菜類がたくさん採れます。どちらかといえば、温めて食べたほうがおいしい野菜です。

春は、セリやふき、のびる、うどなど、濃い緑色の野菜が多くなります。筍や山菜など、アクの強い野菜が多いのも特徴です。あたかも、「春だ、目を覚ませ」と呼びかけられているような気がします。

自然はうまくできていると思います。私たちも、野菜と同じ自然条件、季節のなかで生きているのですから、それに逆らう必要はありません。しかも、**季節に採れる野菜を食べたほうが、サイフにも優しくなります。**輸入野菜が増えて季節がわかりにくくなっていますが、季節によって価格はかなりの差があります。わざわざ季節外れの高価な野菜を買うことはありません。

ちなみに、ほとんどの子どもは、アクの強い春野菜、山菜などは好みません。食べなくても気にすることはありません。両親がおいしそうに食べる姿を見せれば、いずれ食べるようになるでしょう。

動物性食品は魚介類を中心に選ぼう

かつて、魚介類は小魚がいいという情報が多かったように思います。小魚の骨まで食べて「カルシウム」を補強しようというものです。

ところが、煮干しなどの乾物は、脂が酸化されて「過酸化脂質」が多いので避けましょう、という情報が流れるようになります。

一昔前は、白身魚がいいという情報が多く、サバやイワシなどの青身魚は脂肪が多いので食べすぎないようにといわれたものです。

ところが最近は、サバやイワシに含まれるEPA（エイコサペンタエン酸）やDHA（ドコサヘキサエン酸）は血液をサラサラにするだけではなく、ボケ予防になるといいます。

しかも、それらの栄養素を魚だけでとることは難しいので、サプリメントを利用しましょうの大合唱が起きています。そのうち、山ほどサプリメントや青身魚を食べる人が登場して、「食べすぎに注意しましょう」という情報が流れることになるでしょう。

これはどちらが正しいのか？　という問題ではありません。魚の情報の歴史は長きにわたってこの繰り返しです。その魚に含まれる一部の成分だけをとりだしていいか悪いかと論じているのですから、コロコロ変わるのは当然の流れといえるでしょう。

例が悪くて申し訳ないのですが、ある人は1人の女性（男性でも結構です）の足だけを見て美人だといい、ある人は、手だけを見て美人ではないといっているのと同じことです。今度は別な人が、背中を見て美人だというかもしれません。いずれも、その女性の全体を見ないで、部分だけを見て勝手なことをいっているわけです。どちらが正しいのかという問題ではありません。

それとまったく同じことです。魚を食べるのに、カルシムム、EPA、DHAなどの栄養素を考えると右往左往をして疲れるだけです。そんな面倒なことを考えることはやめましょう。

魚は「旬」の安い魚が一番いい

魚介類を選ぶ際は、旬だけを意識しましょう。旬がわかりにくければ、安い魚を選んでください。魚介類を選ぶ際、気になるのは安全性の問題です。数年前、中国産のうなぎに抗菌剤が使われていることがニュースになったことを覚えている方もいるのではないでしょうか。少し前には、ハマチに使われている薬の問題も起きています。

いずれにしても養殖魚の問題です。養殖される魚は、鯛やふぐ、はまち、うなぎなど高級魚ばかりです。イワシやサンマ、イカなどの安い魚に「薬」を与えてまで養殖する人はいません。高級魚だから養殖もするし、薬を使っても元がとれるのです。

養殖魚がすべて危険だというわけではありません。しかし、イワシやサンマ、イカ、アジなどの大衆魚ならば、薬の危険性などを心配する必要がなくなるのです。

日常的に家庭で食べる際は、旬を迎えた安い魚を食べることをおすすめします。高級魚が好きな人は、接待や外食などの際に楽しむ程度にするのがいいのではないでしょうか。

最近、江戸の食生活を調べています。江戸の人たちは、サンマを好まなかったと書かれた本がありました。マグロに至っては、「猫マタギ」と呼ばれたということです。猫もまたいでしまうほどまずい食べ物だという意味です。

江戸の人たちにとっては、脂ののったサンマやマグロの脂はあくどく感じられたのでしょう。今や、マグロといえば、「トロ」をおいしいと感じる人が多いと思います。

江戸時代が終わってわずか150年ほどですが、これほどまでに「脂肪満足度」が大きく変わってしまったのです。

このまま行けば、今から150年後には、サンマを塩焼きで食べる人はほとんどいなくなり、フライにしてマヨネーズをかけるのが普通になってしまうのかもしれません。間違いなく日本は肥満大国、糖尿病大国になっていることでしょう。

外
食

外食は「害食」にならないように

半世紀前、私が子どものころはめったに外食することはありませんでした。そのため、外で食べることが非常に楽しみでした。「お着替え」して食べに行った記憶があります。覚えているのは、ラーメン屋、そしてデパートの最上階で食べた「お子様ランチ」です。デパートのレストランは見晴らしがよくて好きだったのですが、今考えると3階建てのデパートだったようです。3階で見晴らしがいいと感じたのですから、隔世の感があります。

その当時の家庭の食事は、ごはんとみそ汁を中心とした和食ばかりでした。会社勤めの人なども弁当持参がほとんどで、めったに外食することはなかったように思います。その当時は、外食は楽しみ優先で、何を食べようが健康に影響することもなかったと思います。

しかし、現在では、ほぼ毎日、昼は外食している人が多くなっています。なかには、1

日に外食が2回、3回という人も少なくありません。

このような時代になると、外食も漫然とお楽しみで食べていていいとはいえません。ほぼ毎日外食をしている人は、健康を考えた選び方で食べることが必要になります。きちんと選ぶ目を持たないと、同じ外食でも「害食」になってしまいかねません。

外食はなぜ油を使った料理が多いか

外食でもっとも注意したいのは、「油」を摂りすぎてしまうことです。当然ですが、外食産業では家庭と違ってそこに「利益」が必要になります。

たとえば、サンマを例に説明します。家庭で食べる場合は、100円で購入したサンマを食べるとします。

しかし、お店では原価を考えると家庭と同じように100円で購入したものは使えません。100円で提供して利益を出すためには、40円、50円のサンマを使うことになります。100円で購入したサンマなら、塩焼きにしてもおいしいかもしれませんが、40円、50円で購入したサンマを塩焼きしてもおいしくない可能性があります。そこで、揚げてしまえば、脂がのっていないサンマでもおいしくすることができます。

鮮度のいい魚をもらったら「刺身」で食べろ。

少し鮮度が落ちたら「焼いて」食べろ。

もっと落ちたら「煮て」食べろ。

それでもだめなら「天ぷら」「フライ」にして食べろ。

これは魚介類に限った話ではありません。鮮度のいいほうれん草ならば、おひたしでも充分においしいでしょう。しかし、鮮度が落ちたら、バター炒めにすることになるのではないでしょうか。おいしい米なら、普通に炊いたごはんで食べます。しかし、古くてまずい米をもらったら、チャーハンにするしかありません。

高価な寿司屋さんに行って、「ねぎとろ」を食べたら、ねぎとマグロのトロしか使われていません。安い寿司屋さんのねぎとろは、そこに油を入れている可能性があります。油を入れれば、マグロも「トロ」に化けることが可能です。食用油はどんな食べ物もおいしく感じさせる魔法の調味料なのです。

高級料亭だったら、「食材」にお金をかけても元はとれるでしょうから、油を使った料理は多くなりません。しかし、日常、昼食として食べられる値段の店では、油を多用することになります。

注意しないと、一年中、油攻めになってしまう可能性があります。

落ち着いて食べたほうが健康にいい

それでは、どのような店で、どんな料理を選べばいいのでしょうか。

稀に外食をする人は好み優先でお店を選べばいいと思います。

ただし、日常的に外食する人は考えて食べたほうが身のためです。お店選びは、どんなものを食べるかという前に、食べる「環境」も考えたいものです。**ひと言でいえば、「落ち着いて、ゆっくり食事ができる店」であるかどうかです。**

慌ただしく、追いかけられるように食べていては、どんな食事をしても、充分に消化されず、胃袋も疲れてしまいます。また、慌ただしく掻き込むように食べていると、濃厚な味を好むようになってしまいます。

お茶漬けに甘鮭は合いません。お茶漬けはサラサラと掻き込むように食べるため、食べ物が舌の上をすばやく通りすぎてしまうので、味が感じにくくなります。そのため、塩辛い鮭のほうがおいしく感じるのです。早食いの人を見ていると、たいがい、ソースやしょう油をドボドボとかけているのではないでしょうか。

一般的にいえば、高級な店ほど静かに落ち着いて食べることが可能ですが、必ずしも値段と比例するわけではありません。食べる環境も考えて店を選ぶようにしたいものです。

油が多い店かどうか見分けるポイント

次に選ぶポイントは、揚げ物や炒めものなど油脂類の多い店を選ばないことです。**もっとわかりやすくいえば、換気扇の汚れた店は避けたほうがいいでしょう。**換気扇から油がたれているような店ばかりで食べていると、体のなかも油だらけになると考えましょう。

具体的には、家庭の食事に近いメニューがある店を選ぶことです。白いごはんがきちんと食べられることが大切です。

具体的には、定食屋がおすすめです。最近はチェーン店なども増えて、随分、食べやすくなっています。女性1人でも入れる店も増えています。「焼き魚定食」「煮魚定食」「刺身定食」「野菜の煮物定食」など、できる限り油の少ないものを選びたいものです。

ただ、「野菜を食べなければ」と考える方が多いためでしょうか。小鉢のサラダを追加する方を見かけることがありますが、健康を考えるならおすすめしません。油（マヨネーズ・ドレッシング）を増やすだけです。

その他、おすすめは、そば屋、うどん屋です。たまには、天ぷらそばやうどんもいいでしょうが、ざるそば、もりそば、とろろそば、かけそば、きつねそば（うどん）などがおすすめです。一昔前は、関東はそば、関西はうどんが多かったですが、どんどんその差がなくなって選びやすくなっているように思います。

寿司屋も比較的、油が少ない飲食店です。素材のよさを考えたら、普通の寿司屋がいいでしょうが、日常の昼食には経済的に難しいと思います。回転寿司でもいいでしょう。ただし、最近は揚げ物や焼き肉、鳥のから揚げなどが乗ったものもあり、こちらはあまりすすめたくありません。海苔巻、稲荷寿司、チラシ寿司などはおすすめです。

どんな魚介類を食べてもいいと思いますが、「養殖魚」の飼育法に不安がある方は、大衆魚のイワシやアジ、サンマ、イカ、タコなど安い物が比較的安心です。
最近は、おにぎりとみそ汁だけを食べさせる店も増えています。このような店もいいでしょう。「おにぎりとみそ汁だけではバランスが取れないのでは……」などと考えないことです。外食は家庭の食事ではないのですから、当然、限界があります。**外食は「バランス」など考える必要はありません。できるだけ「害」が少ない店を選ぶことが大切です。**

中華料理、イタリア料理、ラーメン、カフェ、ファストフードなどは、「油」を使っていないメニューを探すのが至難のワザです。日常的に利用するのではなく、稀に楽しむ程度がよいのではないでしょうか。

市販のお弁当は要注意のワケ

多くの人が、「外食は飽きる」といいます。それは、これまで述べてきたように素材のおいしさではなく、油のおいしさを多用したものが多いからです。「飽きる」というのは、体が「嫌だ」といって小さな悲鳴を上げているのだと考えるべきです。それだけ外食は油攻めに注意が必要です。

もっとも注意しなければならないのは、市販の弁当です。コンビニの弁当を見ればわかることですが、ロングセラーのものはほとんどありません。それだけ飽きやすい弁当が多いからです。そのなかでも、比較的ロングセラーになっているのは、「幕の内弁当」「鮭弁当」でしょう。まさに、揚げ物が少ない弁当だからです。

日本は蒸し暑い国です。そのため、年中、食中毒のニュースがテレビから流れてきます。それらの映像を見ていると、たいがい、白い作業着にマスクと手袋をつけた人が映し出されます。非常に衛生面で気を遣っている施設だということがわかります。

一方で、失礼ですが、とても衛生面に気を遣っているとは考えられない町の食堂やラーメン屋から食中毒が出たという話はめったに聞きません。家庭で、白い帽子を被り、マスクや手袋をつけて料理をしている人はめったにいないはずです。それでも食中毒が出ることはほとんどありません。

それは、なぜなのでしょうか？　町の食堂やラーメン屋は、料理ができたらすぐにお客さんに提供します。仮に細菌が付着していても、細菌が増える間もなく提供されます。ところが、弁当屋でつくられたものは、つくってからお客さんが食べるまでに時間が経過します。わずかの細菌しか付着していなくても、時間とともに増殖してしまうからです。家庭で食中毒を起こすことも稀にあります。それは多くの場合が夏の海水浴です。朝つくった弁当を暑いなか持っていく場合です。弁当屋と同じで食べるまでに時間が経過しているからです。

安いお弁当ほど、油が多い

したがって、弁当屋は油を使うことになります。食中毒を起きにくくする方法の1つが、油で「揚げる」ことです。

水はいくら温度を上げても、100度までにしかなりません。一方で、油は種類によりますが200度くらいまで上げて料理することができます。そのため、食中毒の原因菌を殺菌できる可能性が高くなるのです。

また、弁当の特徴として、煮物やおひたしなどは入れにくいという問題もあります。料理から水分が出てしまい、ごはんがべちゃべちゃになってしまうことにもなります。弁当箱から汁が出てしまい、包み紙を汚すこともあります。その点でも、炒め物や揚げ物が使いやすいのです。

当然、安い素材を使っても、油を使うことでおいしくすることができるという利点もあります。

そのため、どうしても弁当は揚げ物や炒め物が多くなります。安い弁当になると、天ぷらとフライが複数入っている物さえあります。

旅行の際の稀な弁当ならそれもいいでしょうが、日常に食べる物としてはおすすめできません。弁当を購入する際は、炒め物や揚げ物が少ない物を選びたいものです。

あまりいい弁当がなかったら、おにぎりや海苔巻きなどを買うことをおすすめします。その際も、塩むすび、鮭、梅干し、たらこなどシンプルなものにしましょう。海苔巻も、きゅうりや納豆などシンプルなものにしたいものです。

最近は、おにぎりや海苔巻にも、揚げ物や食肉加工品、あるいは、マヨネーズやケチャップ、ソースなどが使われているものが多くなっていますが、まったくおすすめできません。

付き合いでお酒を飲むとき気をつけること

自宅で1人、手酌でお酒を飲んでいてついつい飲みすぎたという人はあまりいないと思います。わたしたちは何も考えずにお酒を飲んでいるのではありません。何気なく飲んでいても、無意識に血中アルコールの濃度を計算して飲んでいるのです。すでに何杯か飲んで満腹のときはそんなにたくさん飲みたくなりませんし、暑くて喉が渇いているときはいつもよりも多めに飲みたくなります。

ところが、人に合わせて飲まなければならない付き合い酒が続くと体を壊しやすくなります。たとえば、人と一緒にビールを飲んでいると、たいていグラスにビールを注ぎかわします。ビールをグラスにつがれそうになったら一気に飲んで、グラスのなかのビールを減らすかグラスをあけるかして、相手に差しだす人が多いでしょう。

付きあい酒が日常化しているお父さんは飲みすぎがちになりますが、仕事の関係などで仕方がない場合もあるでしょう。ところが、わたしの経験上、ビールに比べて焼酎だと、そう注がれることはないように思います。氷を入れたりお湯で割ってつくるのが面倒だからでしょうか。

アルコールは何をどれだけ飲むかも重要ですが、「飲む場」の問題も大きいと考えています。私は、わがままといわれればその通りですが、基本的に「付き合い酒」は一切しません。アルコールを飲むということは、〝大人の遊び〟だと思っているので楽しく飲まなければ意味はないと考えています。

やはり、気心の知れた友人と飲みたいと思っています。気を遣いながら飲んだり、愚痴や悪口を聞かされたら、これほど体に悪いことはありません。

アルコールでは、体ではなくせめて「心」に栄養を補給したいものです。何よりも楽しく飲みたいですね。

スイーツを選ぶならコレ！

スイーツの種類は、できれば和菓子をおすすめします。たとえば、大福やまんじゅう、羊羹などです。

和菓子は原料が米やもち、寒天などが多いため、腹持ちがいいものが多いのです。せいぜい1個食べれば満足できるものがほとんどです。

その点、洋菓子はシュークリームやケーキなど、膨らませたものが多いため、お腹に軽いのです。2個、3個と食べすぎてしまう可能性が高くなります。

また、洋菓子は、単に甘いだけではなく、牛乳、乳製品（バター・チーズ・生クリームなど）、食用油などが入ったものが多く、高脂肪のものばかりです。しかも、気をつけて選ばないと防腐剤、膨張剤、香料、着色料などの食品添加物が多く入っています。

お菓子を食べるのが稀だという人は何を食べてもいいでしょうが、お菓子を年中食べるという人は選んで食べることが大切です。食事をきちんと食べて、稀に和菓子を楽しむ。洋菓子は人の家で出されたら食べる。その程度の付き合い方がいいでしょう。

しかし、「チョコレートがどうしてもやめられない」という人も少なくないでしょう。チョコレートのように麻薬性の強いものほどやめにくく、食べると幸せな気分になるものです。

どうしてもチョコレートをやめられない場合は、なるべく高級なものを選ぶことをおす

すめします。安いチョコレートはカカオマスよりも砂糖と脱脂粉乳が多く含まれています。食品添加物が含まれる可能性も高くなります。

そして、なによりも「人間は値段も食べている」のです。ちょっと奮発して新調した服を着ると、なんとなく背筋が伸びているような気がしませんか。高価であればあるほどそうなるでしょう。人間は値段も着て、値段も食べているのです。

高価なチョコレートを買えばやまほど食べられませんし、たとえ少量でも幸せ感が継続するのです。

甘いものでストレスを解消する人にとって、スイーツは居酒屋のようなものです。居酒屋に行くといくら使うのかを考えたら1粒300円、400円のチョコレートだってたいしたことないと思えるのではないでしょうか。

「甘いものを断つべき」とはいいません。うまく付き合っていけばいいのです。

食材・食品の買い方

食の「安全」誰でもできる2つの「物差し」

福島原発事故による放射性物質の問題。あるいは中国産を始めとした輸入食品の増加による残留農薬や添加物などの懸念。これまでになく、食の「安全」に対して不安を感じている方もいるのではないでしょうか。

経済的に余裕のある人は、すでに無農薬、無添加食品などを特別なルートで入手しているかもしれません。あるいは、放射性物質などについても、きちんと「検査」したものだけを購入していることと思います。しかし、それは一部の限られた人だけというのが現実だと思います。

「本気で考えたら食べるものがなくなる」「神経質になりすぎるほうがむしろ不健康だ」と、無視を決め込んでいる方もいると思います。その気持ちも理解できます。

しかし、これだけ「検査体制」が不明な輸入食品が増えている現状を考えると、できる範囲での自己防衛の努力が必要な時代になっているのも事実だと思います。

そこで、少しでも、安全な食品を口にするために、誰でもできる2つの「物差し」をお教えします。

1つ目は、「食材」の原型がわかるものを食べるということです。スーパーや八百屋で売っているりんごは、りんごの形が残っています。「りんごジュース」は原型が残っていません。じゃがいもは原型がわかりますが、「ポテトチップス」になったらわかりません。サンマは原型がわかりますが、ミンチされて「つみれ」になったら原型がなんだかわからなくなります。

そして、原型のわからなくなったりんごジュースには「香料」や「酸化防止剤」などが使われている可能性があります。

ごはんは米の形がわかります。パンは小麦の原型をとどめていません。実際に、米に食品添加物など入っていません。パンだと、「膨張剤」「乳化剤」などが使われている可能性があります。

じゃがいもには何も入っていません。ポテトチップスにはさまざまな食品添加物が使われています。

外食の際も、たとえば「豚肉の生姜焼き定食」と「餃子定食」があったら、肉の形がわかる「生姜焼き定食」を選ぶようにします。もちろん、それですべての化学物質が避けられるわけではありませんが、その危険性はかなり減らすことができます。

原材料の文字が少ない食品を購入しよう

2つ目は、食品を購入する際は、裏側に表示されている「原材料」を見るようにするということです。そこには、さまざまな文字が書かれています。日本の法律は抜け穴だらけですから、意味不明の文字が並んでいます。

ところが、いちいちその文字の意味を考えていたら神経質になって疲れるだけです。簡単に考えればいいのです。文字の意味など考えずに、**ただ、「文字数」の少ないものを購入するようにすればいいのです。**色々な文字が長々と書かれているものはできるだけ避けましょう。

たとえば、コンビニで飲み物を購入するとします。最近は色々な「水」が販売されています。ほとんどの水には「水」としか記載されていません。しかし、ジュース類になると、ラベルには「天然」とか「果汁１００％」などと書かれたものもあります。

でも、これは無視して、商品裏などにある原材料表示を見るようにしましょう。すると、「りんご　香料　酸化防止剤」などと記載されているものがほとんどです。

「香料」「酸化防止剤」って何？　などと考えずに、「文字が多いから」買わないといった判断がいいでしょう。

材料の原型がわかるものを食べるようにする。

表示を見て、文字数が少ない物を購入するようにする。

放射性物質や農薬を避けることは難しいことですが、少なくとも食品添加物はかなり避けることができます。

難しいことではありませんので、是非、実行してみてください。

おいしい、いい味噌の選び方

みそ汁はごはんの大切な脇役です。ほかの調味料とは意味が違います。調味料のなかでも味噌だけは質のいいものをそろえてください。

原材料としては、表示に「丸大豆」と書かれている味噌を選びましょう。「脱脂加工大豆」を使った味噌も多いですが、脱脂加工大豆とは、「おから」。いわば、「大豆の搾りかす」です。そして、原材料も大切ですが、より重要なのは製造方法です。発酵食品は、製造方法によってかなりの差が出ます。

味噌は発酵食品ですから、きちんと熟成されたものを選びましょう。

味噌は本来、自然の気温の変化を利用して、発酵、熟成させて、1年ぐらいかけてつくられてきました。

これに対して、温度を人工的に調整して、3カ月ほどでつくる味噌もあり、ひどいものになると、2～3週間足らずでつくる場合もあります。こうしたつくりかたを「速醸法」

と呼んでいますが、十分に熟成されていません。これを「味噌」と呼べるのか疑問です。深い味わいもありません。

ところが、原材料表示には材料名しか記載されず、製造方法については表示義務がありません。数週間でつくった味噌も、1年、2年かけてじっくり製造したものも、その差を知る方法がないのです。

現実的な方法としては、いわゆる自然食品店で購入することがベターかもしれません。家庭によっては買い物時間や経済的な制約などもあると思いますが、ほかの調味料を差し置いても、まず味噌だけは選び方に気を配りたいものです。

付章

パパ・ママ・ボクの健康を守る粗食ごはん

7日間

実践メニュー

以下の献立は３食とも自宅で食べる専業主婦、自営業、あるいは幼児などを対象としたものになっています。そこに、自宅でおやつが必要な子どものための「間食」を入れています。また、それを「基本」として、子どもの食事、あるいは会社員のご主人の弁当などの工夫を書き込んでいます。

なお、朝食などはあえてバラエティの多い内容になっています。そのようにしなければならないということではありません。バリエーションを覚えていただくために、あえて、毎食変えているだけです。

朝　ごはん／みそ汁（わかめ・豆腐）／漬物（大根のぬか漬け）／わけぎといかの酢味噌和え／納豆

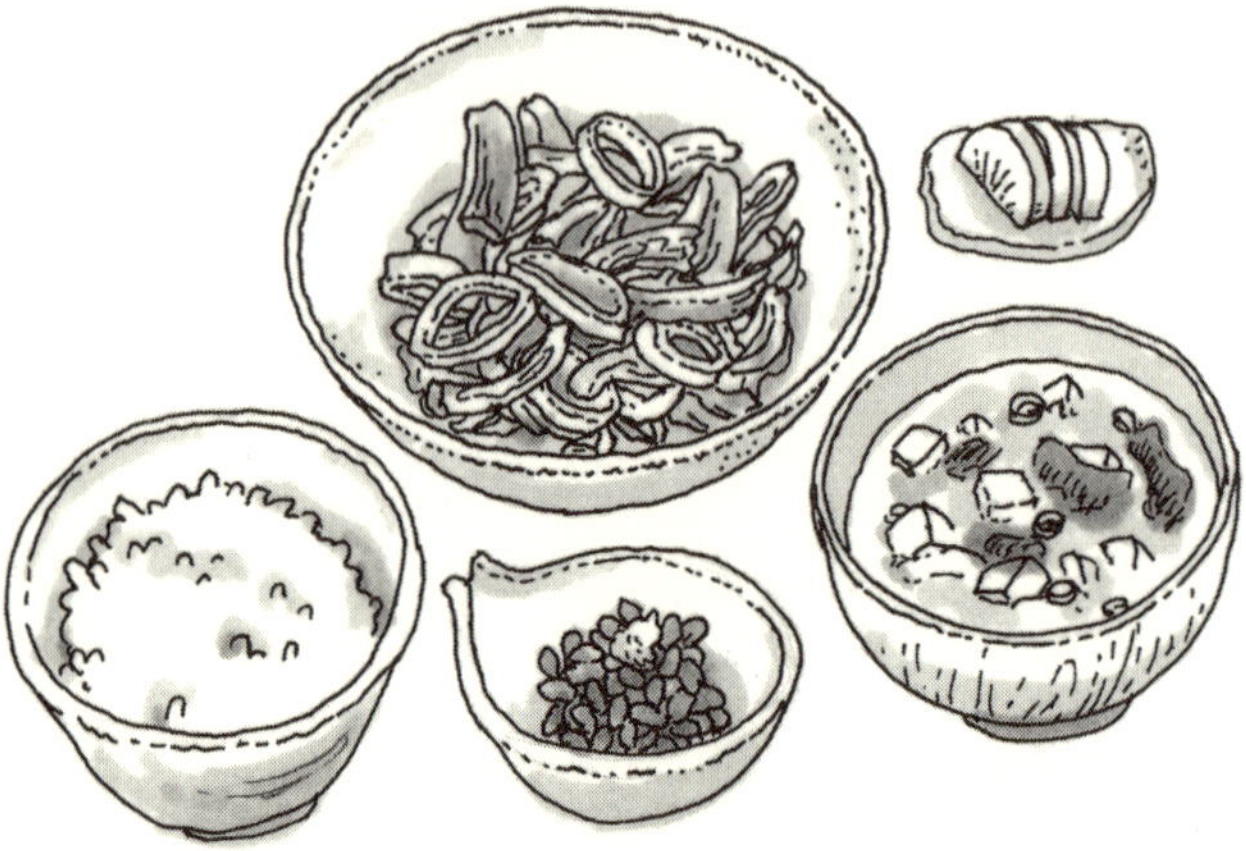

昼　とろろ蕎麦／煮豆（大豆・昆布）／ほうじ茶

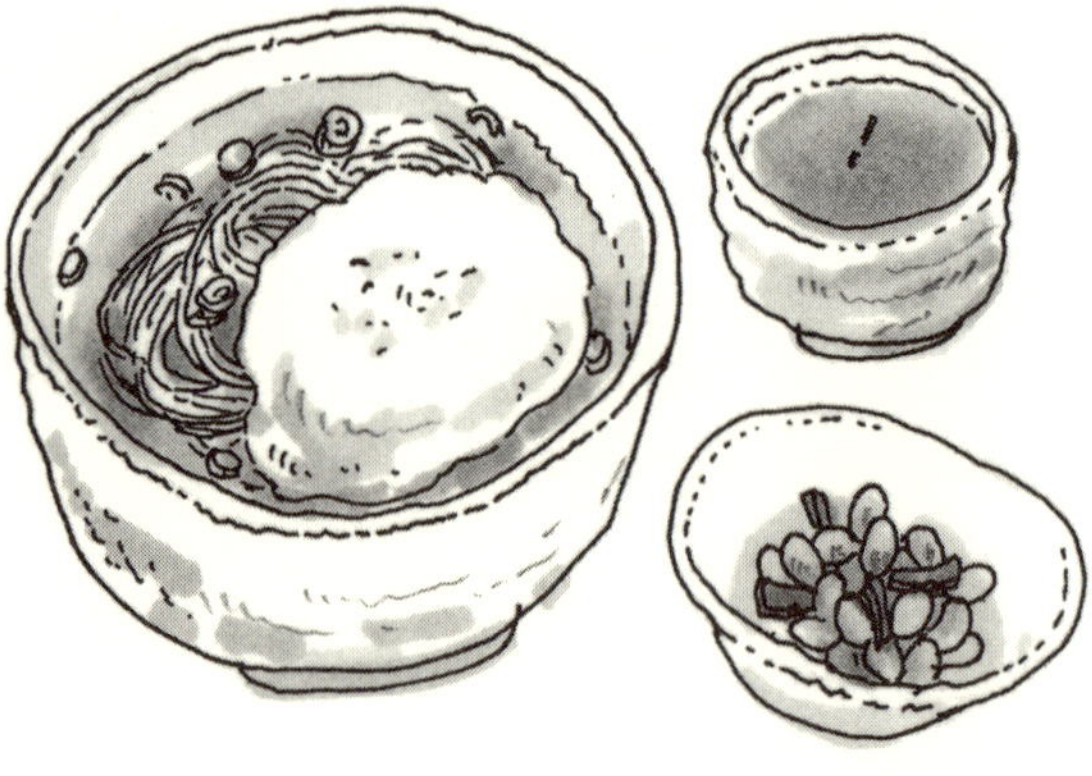

間　焼きいも（サツマイモ）／水

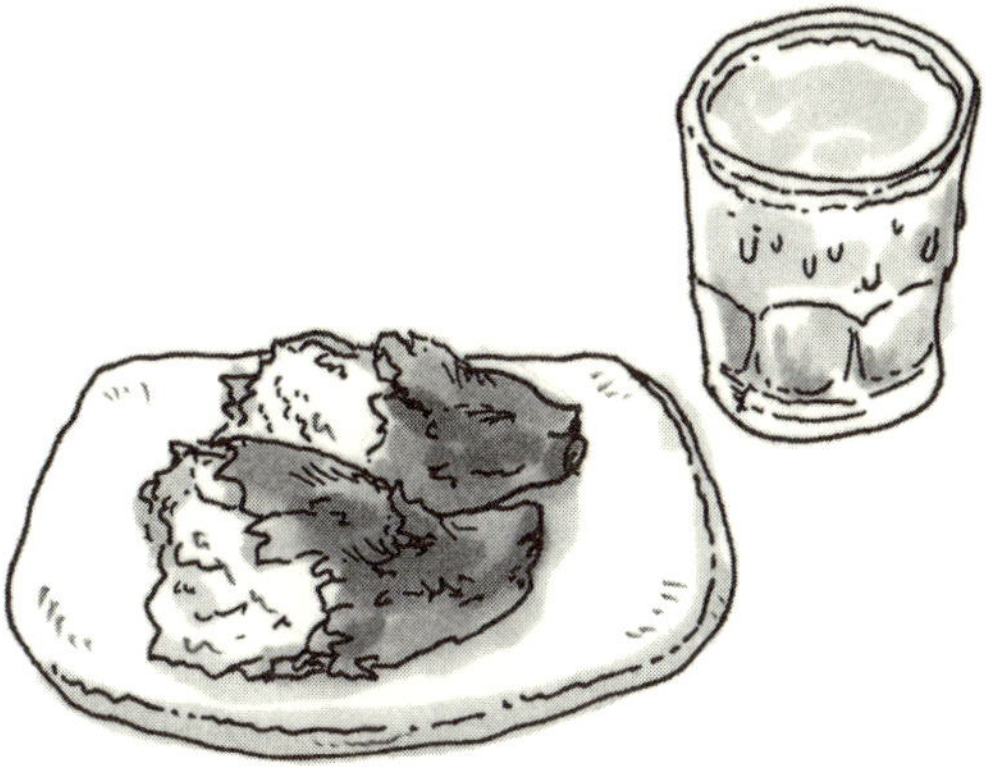

夕　ごはん／みそ汁（大根・油揚げ）／
漬物（らっきょうの酢漬け）／焼き魚（鯖）・大根おろし／
ほうれん草のおひたし／冷奴（ねぎ・生姜・大葉）

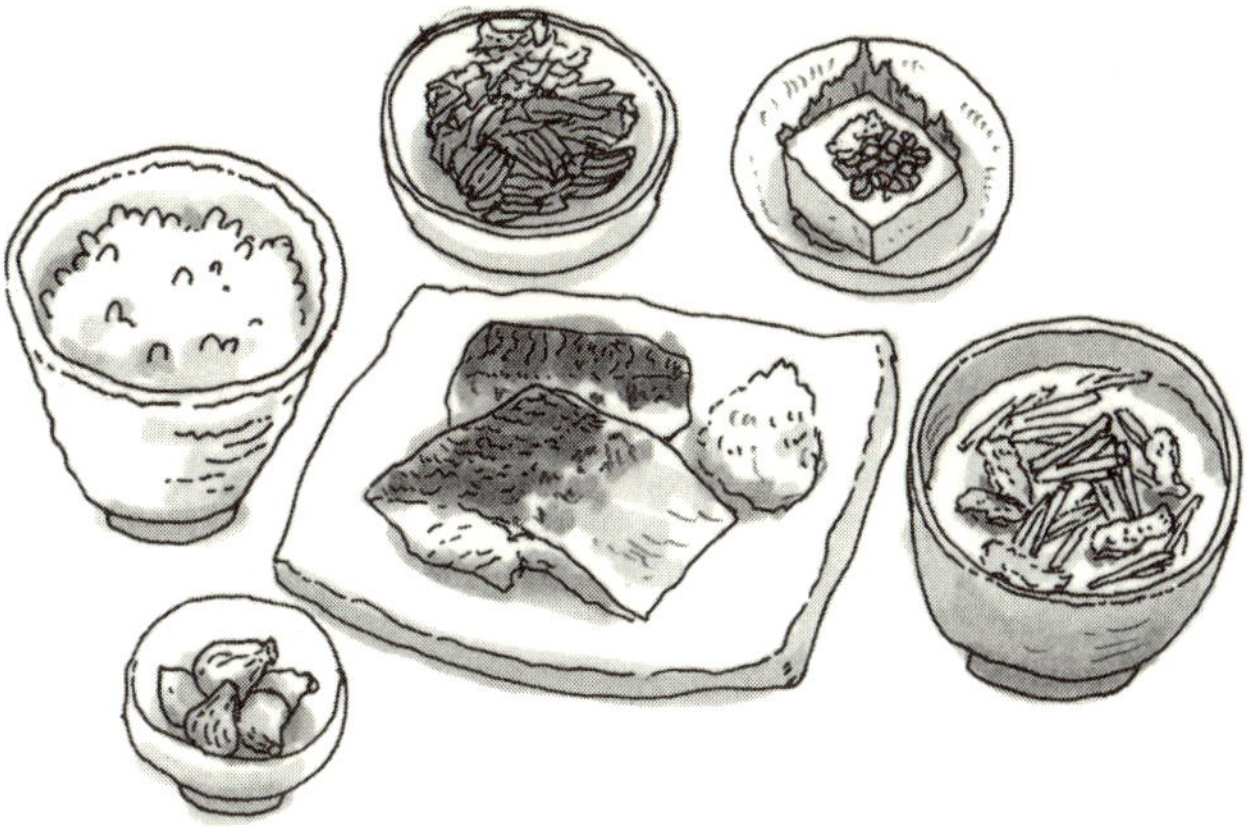

月曜日のまとめ

朝のアドバイス

子どもは、わけぎのような香りの強い香辛野菜や山菜などは好みません。ですが、気にすることはありません。子どもが食べられるかどうかを優先すると、季節感のある野菜が食卓に上がらなくなってしまいます。子どもはごはんとみそ汁、漬物、納豆でお腹を満たせば充分です。

昼のアドバイス

一人の食事だったら、簡単な麺類、丼物などでもいいでしょう。副食は前日の残り物や常備食を利用しましょう。

間のアドバイス

大人も間食が必要なほど体を使っていたら、お子さんのおやつと同じが理想です。ただ、ほとんどの大人は体が欲しているわけではないでしょうから、おにぎりや焼きいもでは満足できないと思います。「甘いお菓子がなければ」という方も多いでしょう。大人は仕方ない面もあります。でも、お子さんを巻き込まないようにしましょう。

夕のアドバイス

子どもはらっきょうの酢漬けなどの酸っぱい物を嫌う可能性があります。でも、それに代わるものを用意する必要はありません。1品増やそうとすると、油料理が増えるだけになりがちです。冷奴もねぎや生姜、大葉などを除けばいいでしょう。

朝　ごはん／みそ汁（さつまいも・玉ねぎ）／漬物（たくあん）／佃煮（きゃらぶき）／煮豆（黒豆）／焼き魚（鮭）

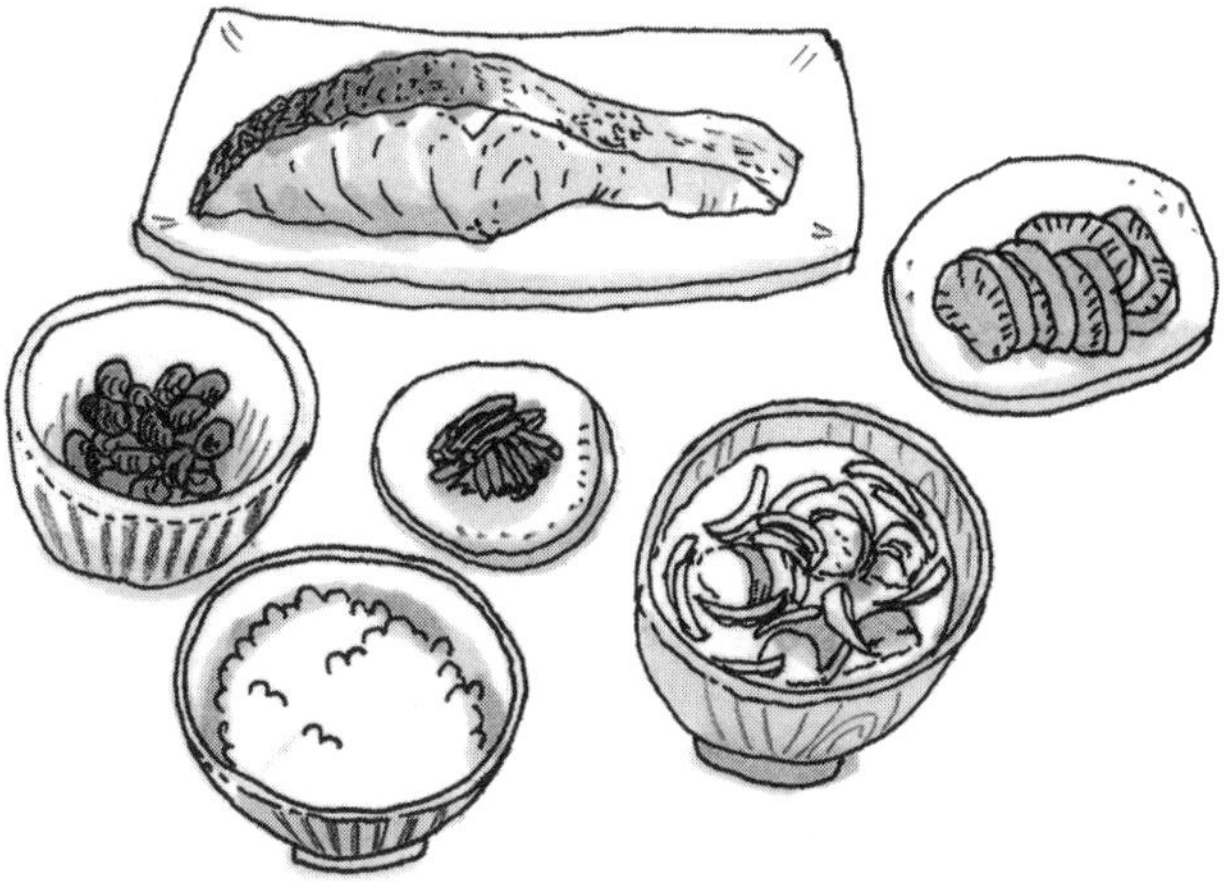

昼　けんちんうどん（ごぼう・里いも・にんじん・こんにゃく・ねぎ）／ほうじ茶

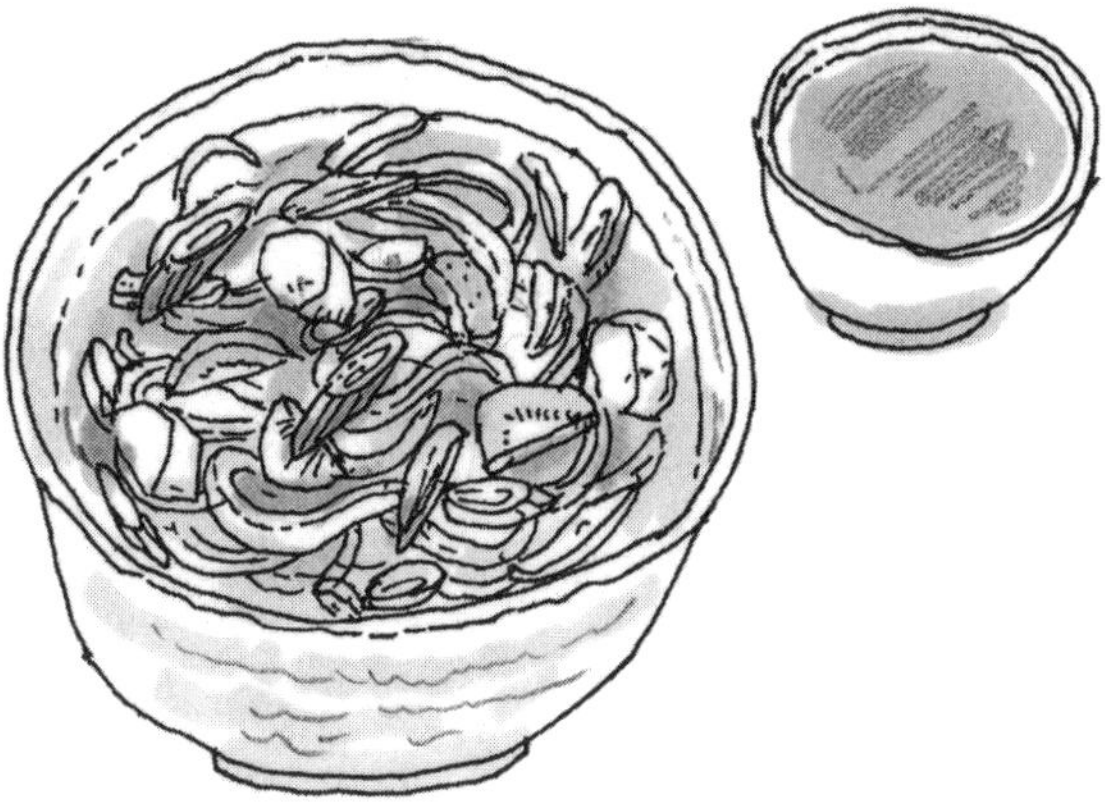

間 おにぎり（鮭）／麦茶

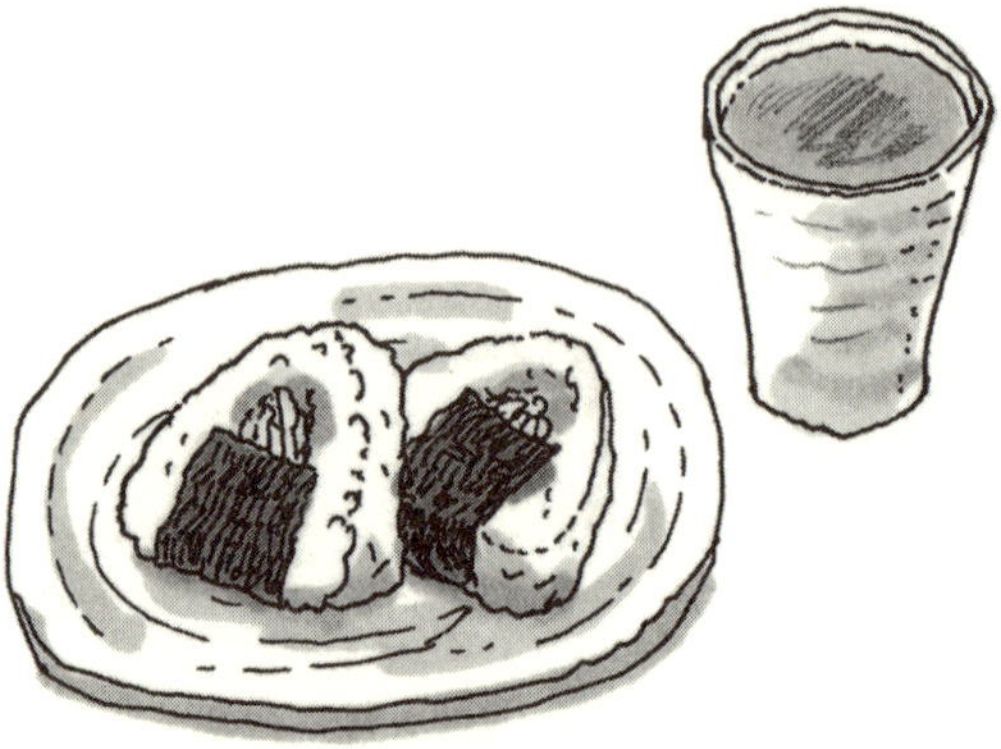

夕 ごはん／お吸い物（とろろ昆布・ねぎ）／
刺身（いか・まぐろ）／きんぴらごぼう（ごぼう・にんじん）／
高野豆腐の煮物（にんじん・しいたけ）

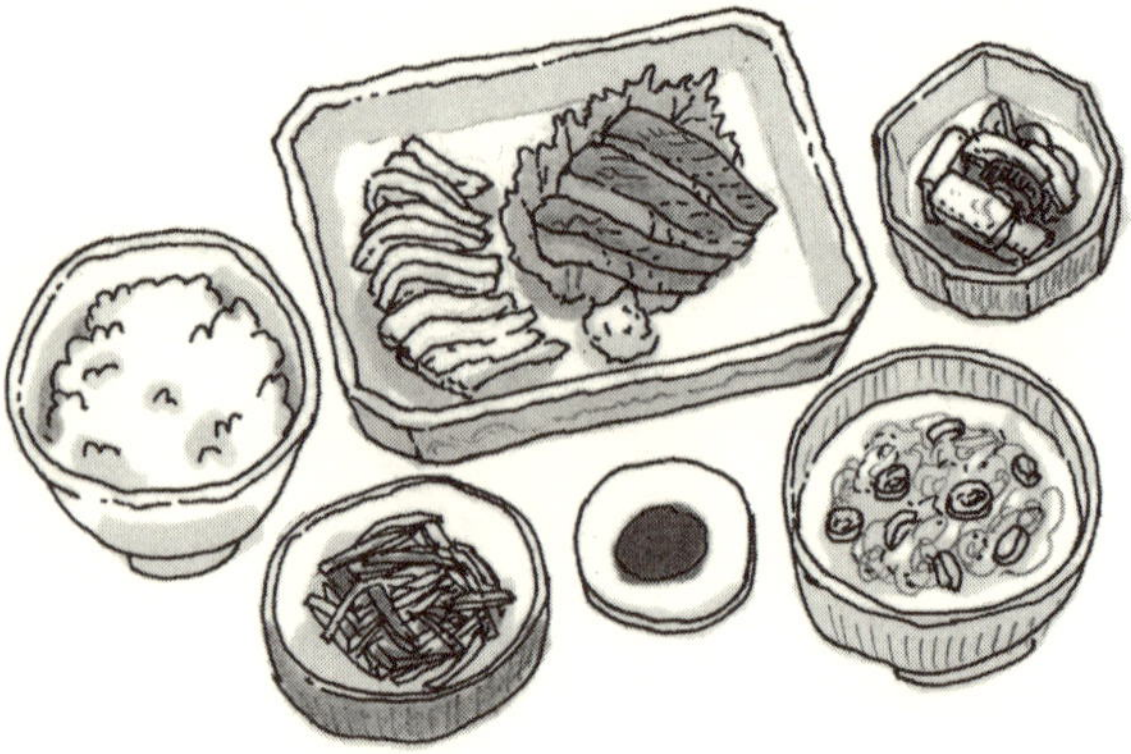

火曜日のまとめ

朝のアドバイス

ご主人が昼食に弁当を持参する場合は、そのことも考えながら朝食をつくることをおすすめします。弁当箱にごはんをしっかり詰めて、鮭、たくあん、きゃらぶきなどの佃煮を入れれば簡単です。それで物足りなかったら、のり、佃煮、梅干などの常備食を利用すると簡単にできます。常備食は日持ちがするものが多いので、弁当に利用しやすいのもいい点です。

昼のアドバイス

昼食が外食になる方は、献立を参考にしてください。毎日食べても飽きがこない「ひらがな主食」をおすすめします。

間のアドバイス

お子さんが「おにぎりでは嫌だ」という場合は、本当に「おやつ」が必要か考えてみてください。本当に必要なほど空腹になっていたら、おにぎりで不満をいうことはないはずです。前食の影響、運動量によっては必要としていない場合もあります。空腹でないのに食べさせようとしたら、「お菓子が欲しい」というようになる可能性があります。

夕のアドバイス

ご主人が晩酌をする場合は、あえてつまみをつくらないことをおすすめします。つくろうとすると、炒めもの、揚げ物などが増えることになりかねません。もし、もの足りないといわれたら、油の少ない、冷奴、枝豆、塩辛、もずく酢、漬物など簡単なものにしましょう。

朝 ごはん／みそ汁（なめこ・豆腐）／しらすおろし（大根）／菜の花の辛し和え／いかなごの釘煮／梅干

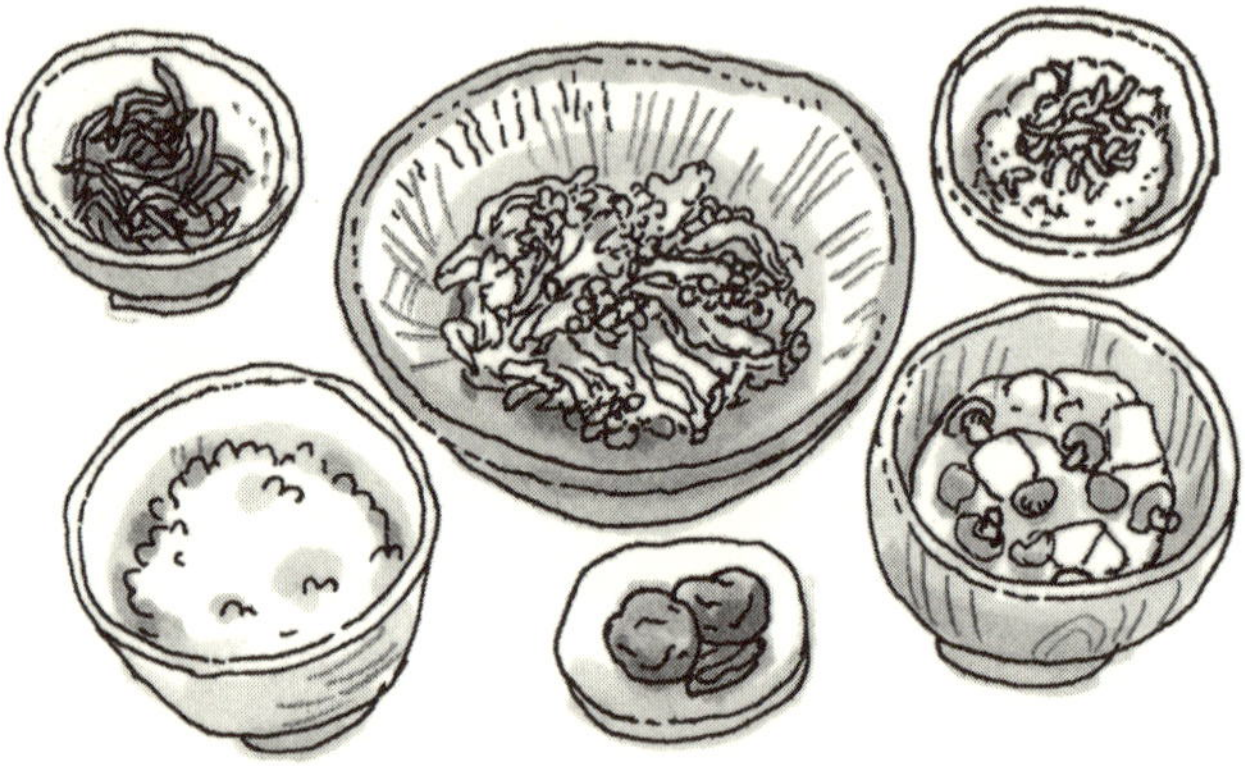

昼 カレーライス／水

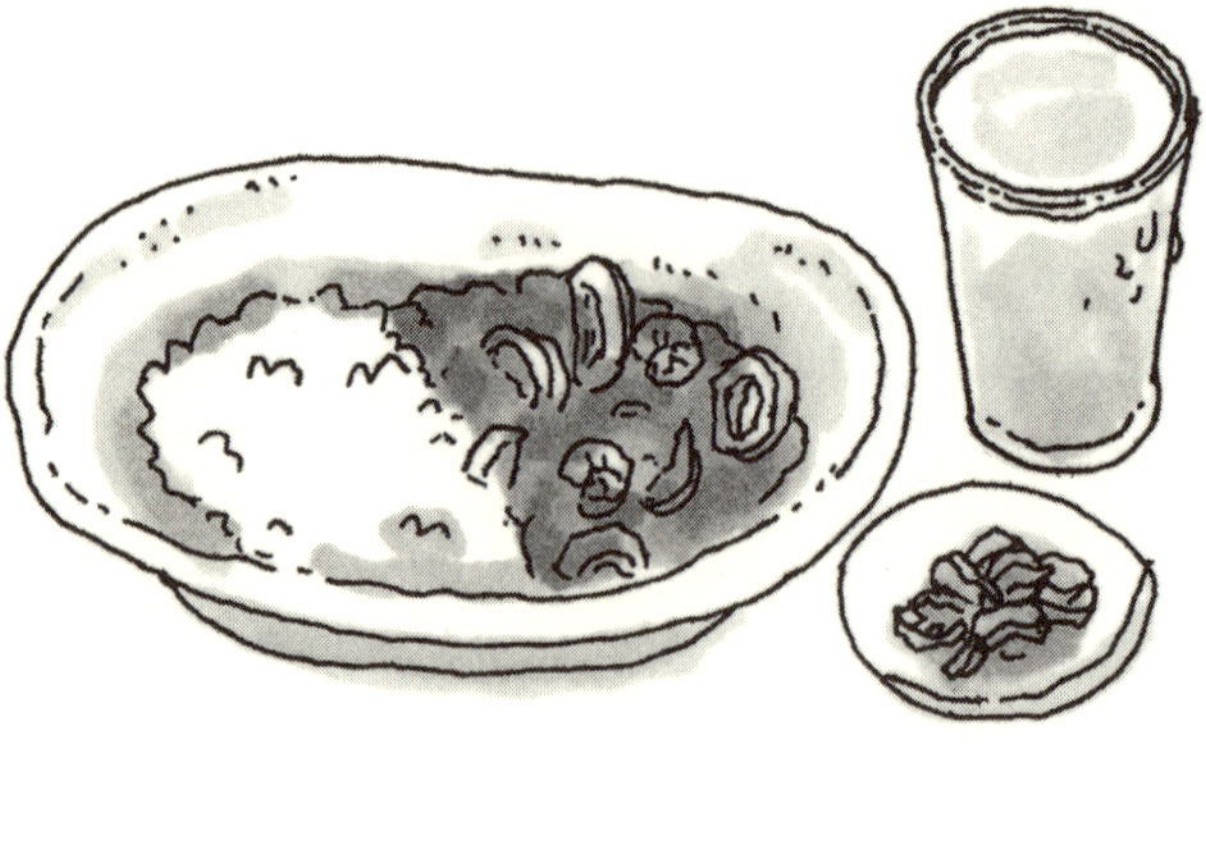

間 さつまいも（蒸かす）

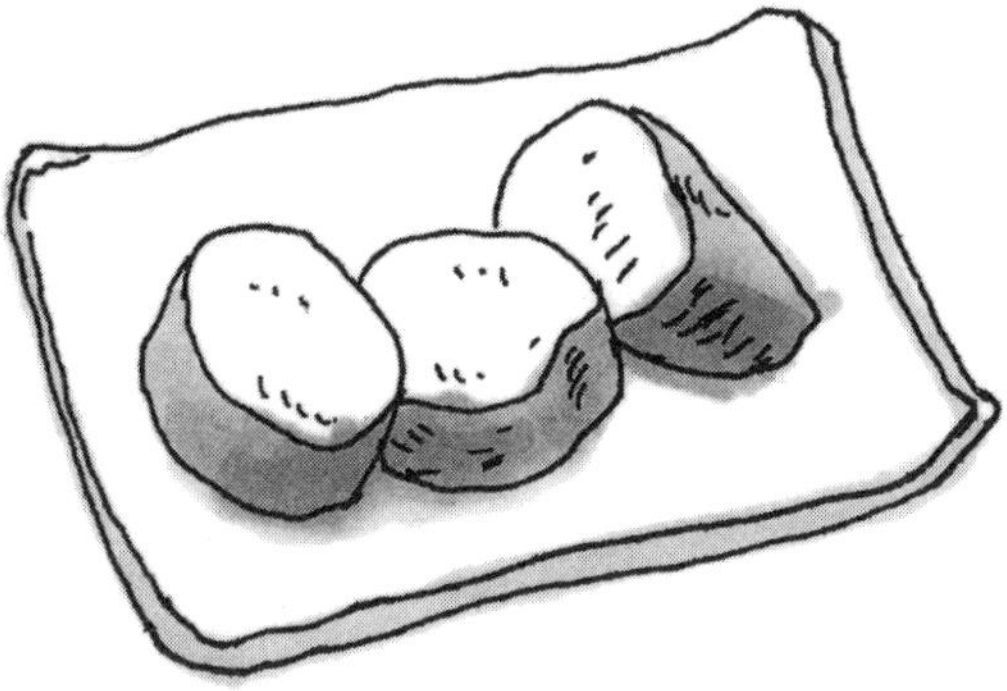

夕 ごはん／みそ汁（玉ねぎ・油揚げ）／
漬物（きゃべつの浅漬け・きゅうり）／かれいの煮つけ
／ふろふき大根／冷奴（しょうが・ねぎ）

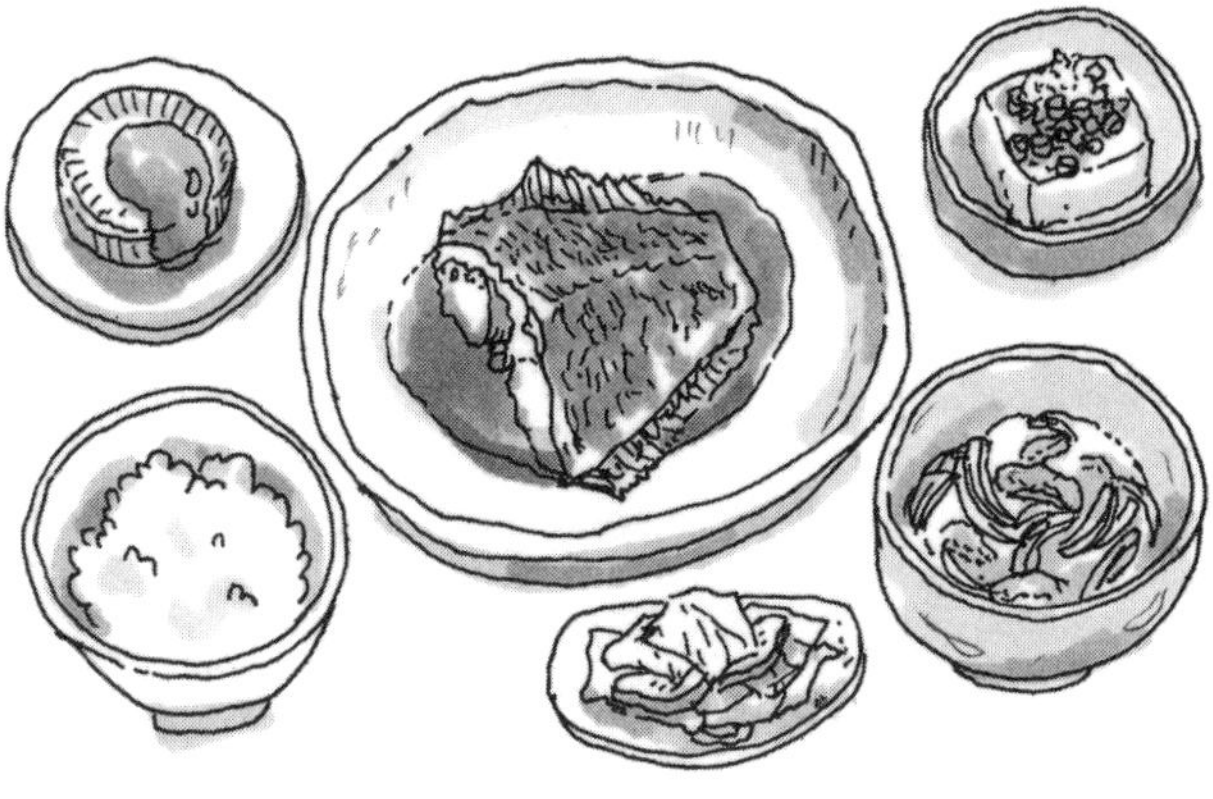

水曜日のまとめ

朝のアドバイス

子どもは菜の花の辛子和えなども食べない可能性があります。それも気にすることはありません。親が食べている姿を見せることが大切です。両親が美味しそうに食べている姿を見せることも「食育」です。それで物足りなさそうだったら、焼きのり、納豆、ふりかけでも足せば充分です。子どものために「もう１品」つくるのはやめましょう。

昼のアドバイス

たまには「カタカナ」のメニューもいいでしょう。肉を入れてもいいですが、イカやエビ、貝類を使ったシーフード・カレーもおすすめです。なかでも冷凍のあさりだと簡単でおいしいのでおすすめです。

間のアドバイス

子どものおやつは、穀類、いも類などがおすすめです。稀に季節の果物などもいいでしょう。

夕のアドバイス

仕事の関係などで、夕飯の時間が遅くなったら軽く食べるようにしたいものです。深夜の肉類、揚げ物類は体に負担をかけることになります。主食は、そうめん（にゅうめん）など。ごはんも、お茶漬けなどにして軽くしましょう。

朝 ごはん／みそ汁（にら）／柴漬け／焼き魚（ししゃも）／もずく酢（しょうが）

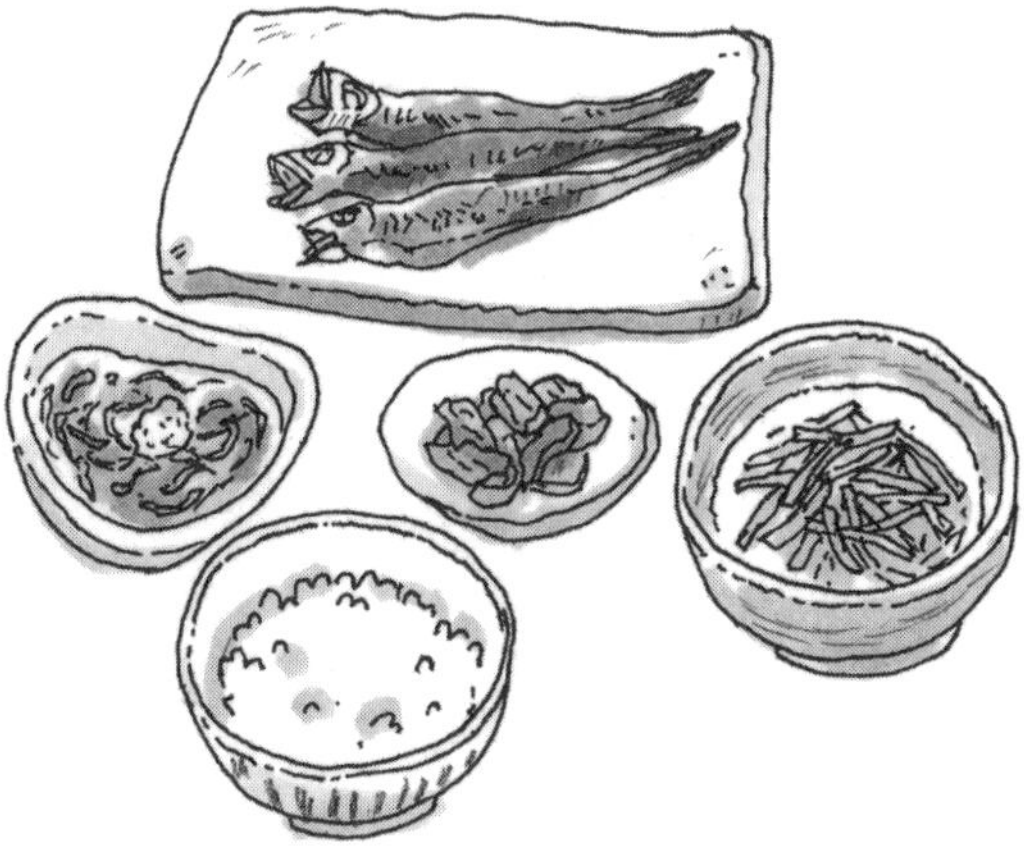

昼 磯辺もち（のり）／こんにゃくのピリ辛炒め／ほうじ茶

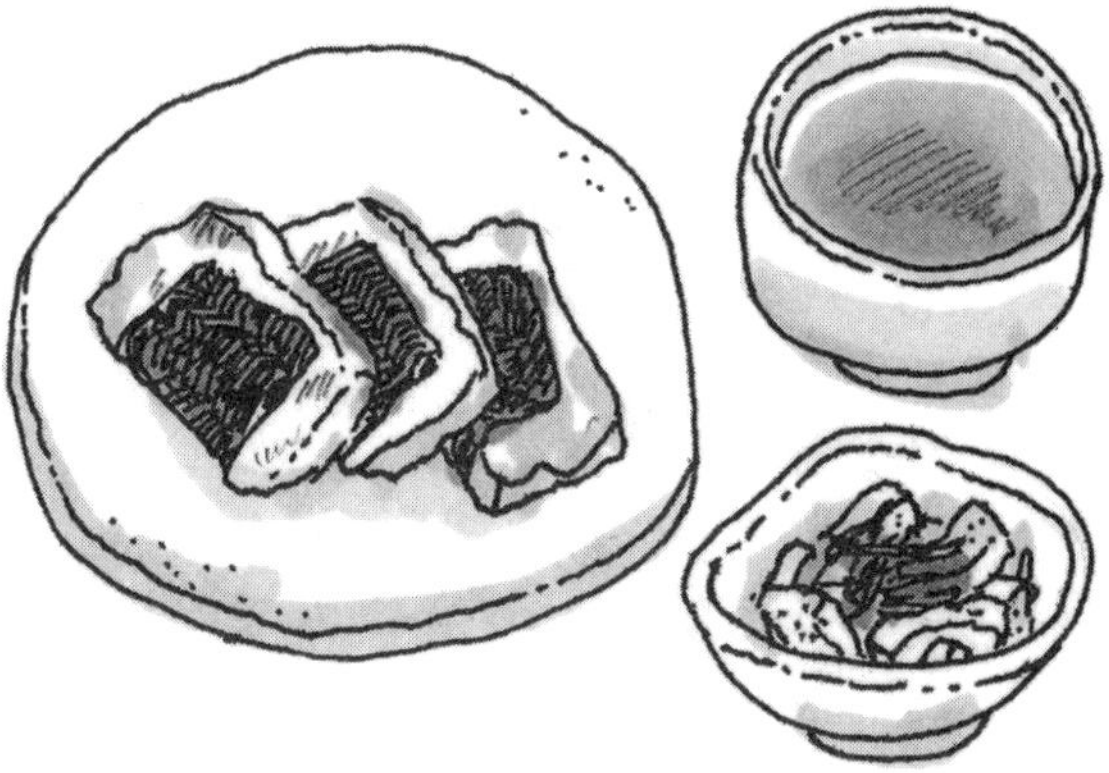

間 乾燥イモ／水

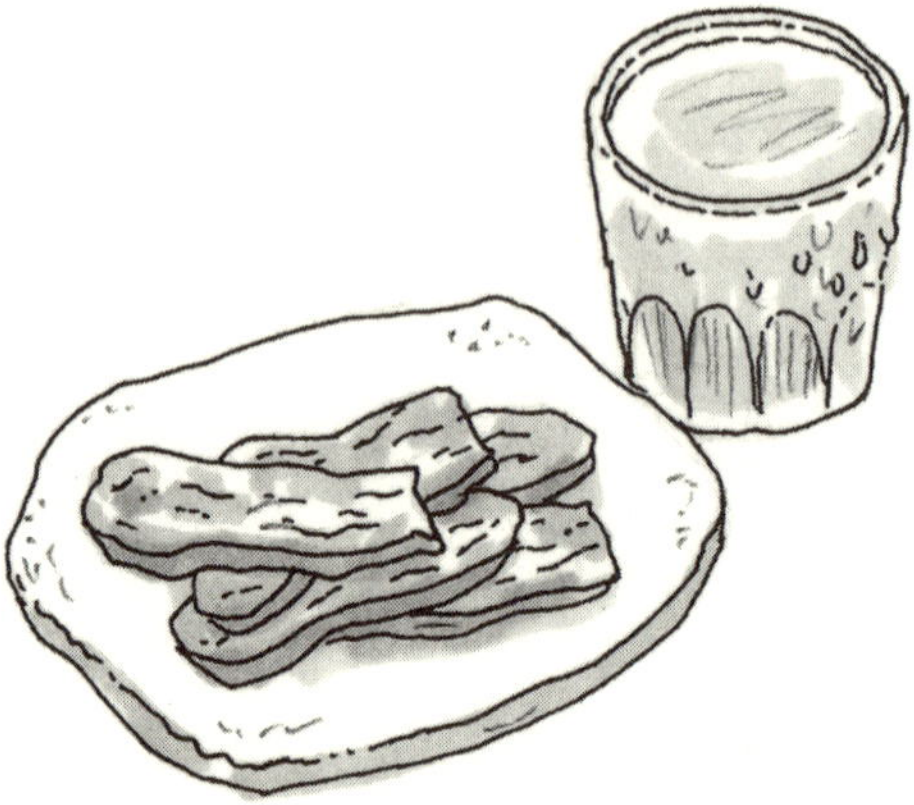

夕 ごはん／みそ汁（しじみ）／酢の物（わかめ・きゅうり）／鯖のみそ煮／梅おろし豆腐

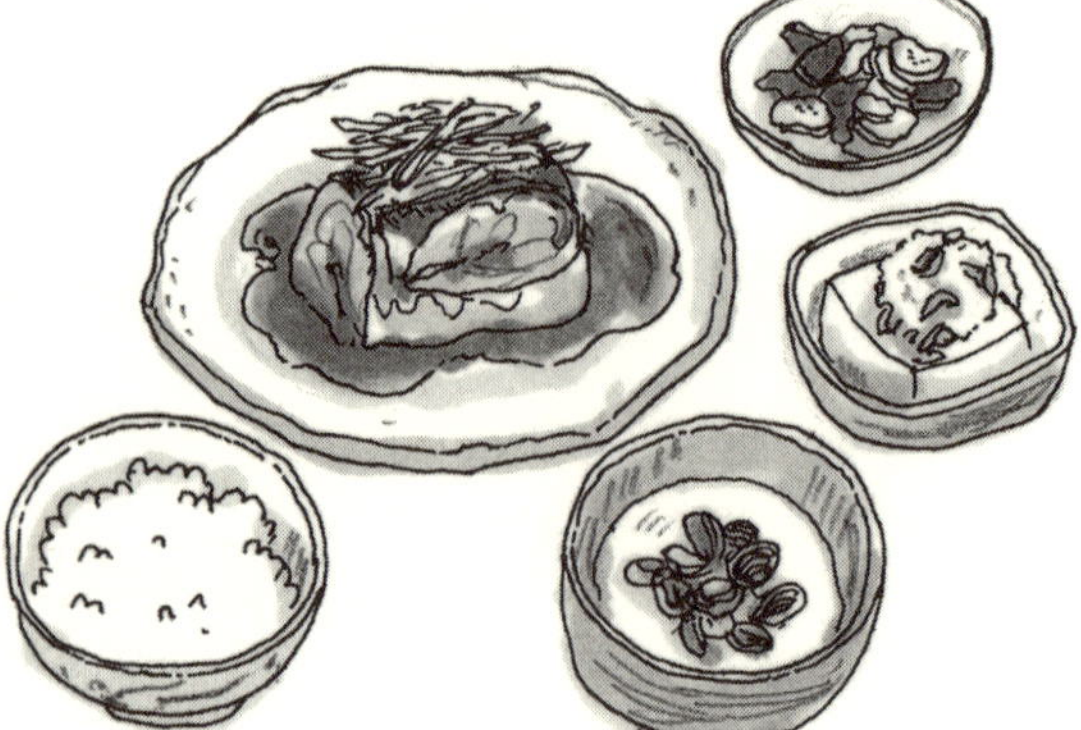

木曜日のまとめ

朝のアドバイス

お子さんになんとか野菜を食べさせそうと、「具だくさんみそ汁」をつくる方がいます。その気持ちはわかりますが、それが嫌でみそ汁嫌いになっている例もあります。みそ汁は「汁」です。野菜のみそ煮込み料理ではありません。

昼のアドバイス

「もち」もおすすめの主食です。凝らない簡単な食べ方がいいでしょう。

間のアドバイス

「飲み物が水ではかわいそう」という方がいます。それは体を使わない大人の感覚です。自分自身の子ども時代を思い出してみてください。「ごくん、ごくん」と喉を鳴らしながら飲んでいたはずです。汗をかいて遊んでいる子どもにとって、水は最大のご馳走です。

夕のアドバイス

夕飯の「献立」の組み合わせに悩んだら、副食は３品と考えるといいでしょう。１品は「野菜･海草･イモ類」、２品目は「動物性食品」、３品目は「豆類･大豆製品」。この献立の場合は、野菜、海草類は「酢の物」、動物性食品は「鯖のみそ煮」、豆類・大豆製品は「梅おろし豆腐」になります。あくまでも、一つの目安にしてください。

朝 ごはん／みそ汁（白菜・豆腐）／漬物（たくあん）／フキ味噌／焼きたらこ

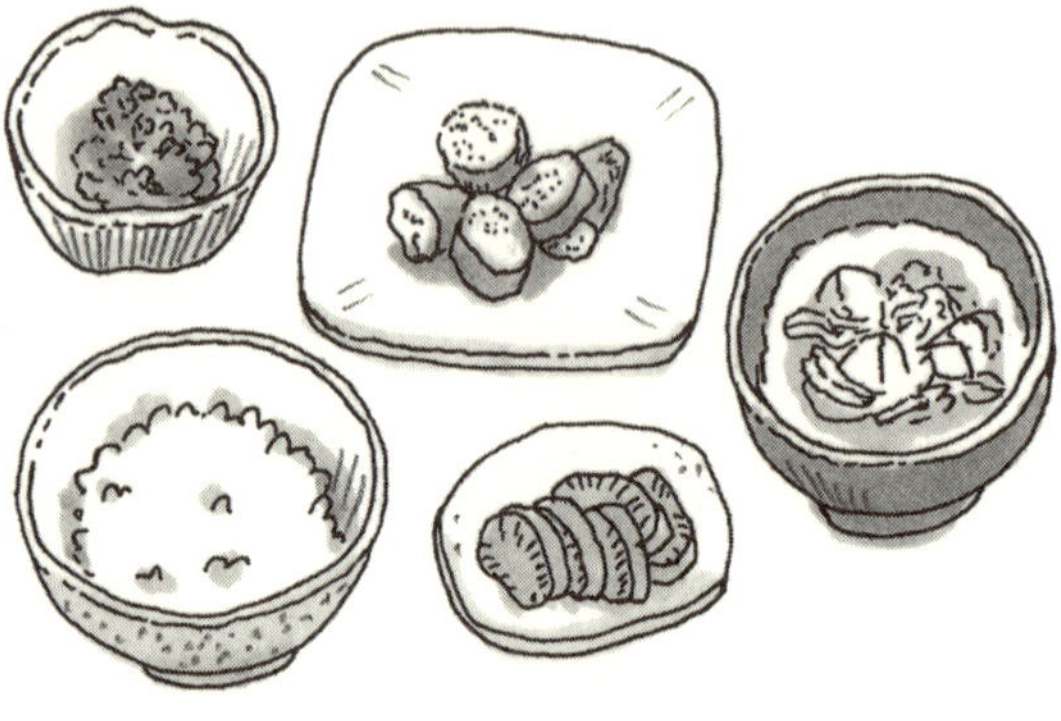

昼 きつねうどん（油揚げ・ねぎ）

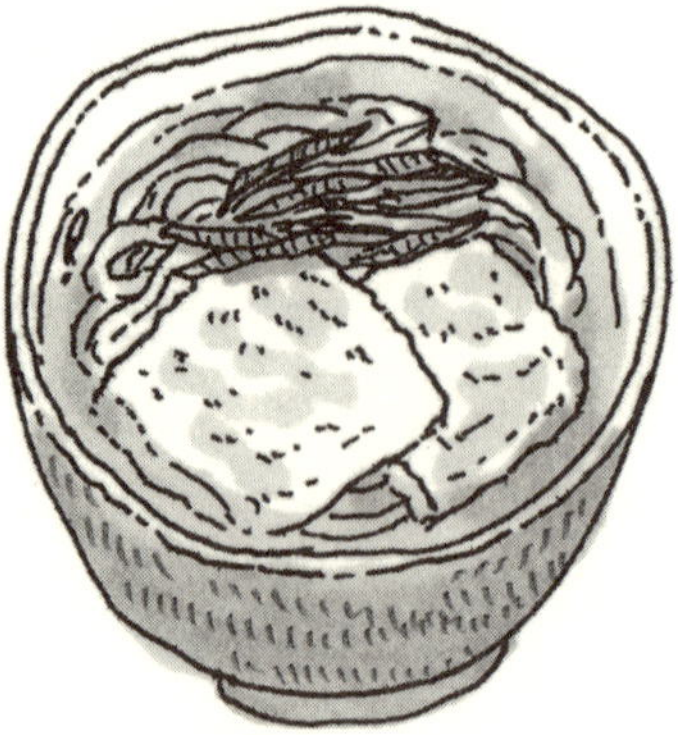

間 きなこもち／水

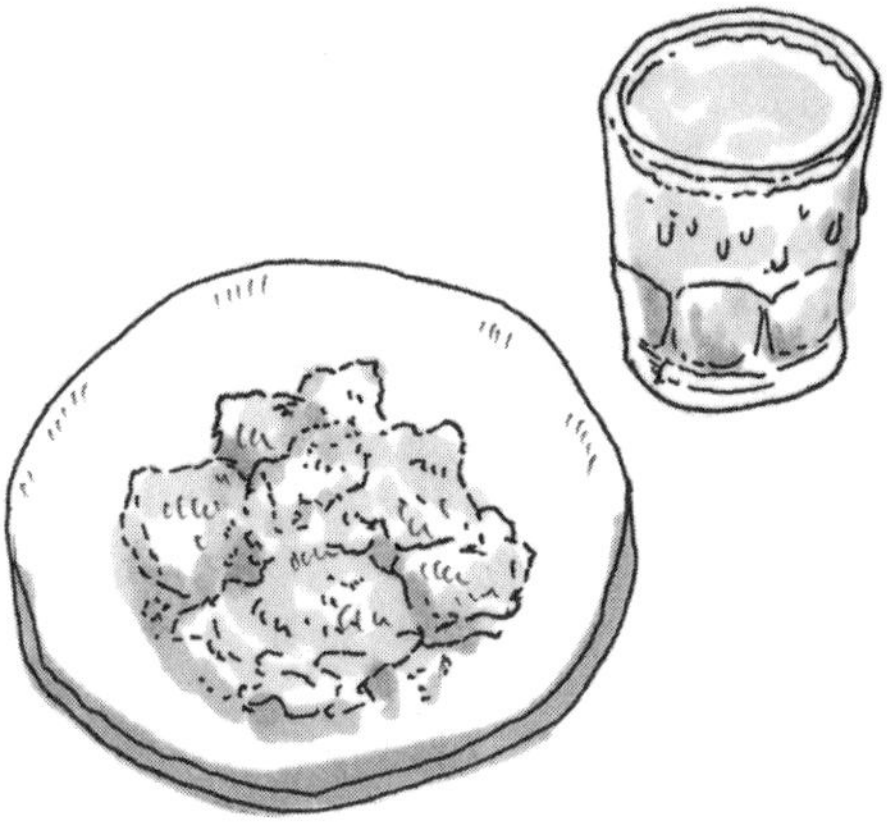

夕 ごはん／みそ汁（ほうれん草と厚揚げ）／漬物（たくあん）／
銀だらの磯辺焼き／れんこんと人参のきんぴら

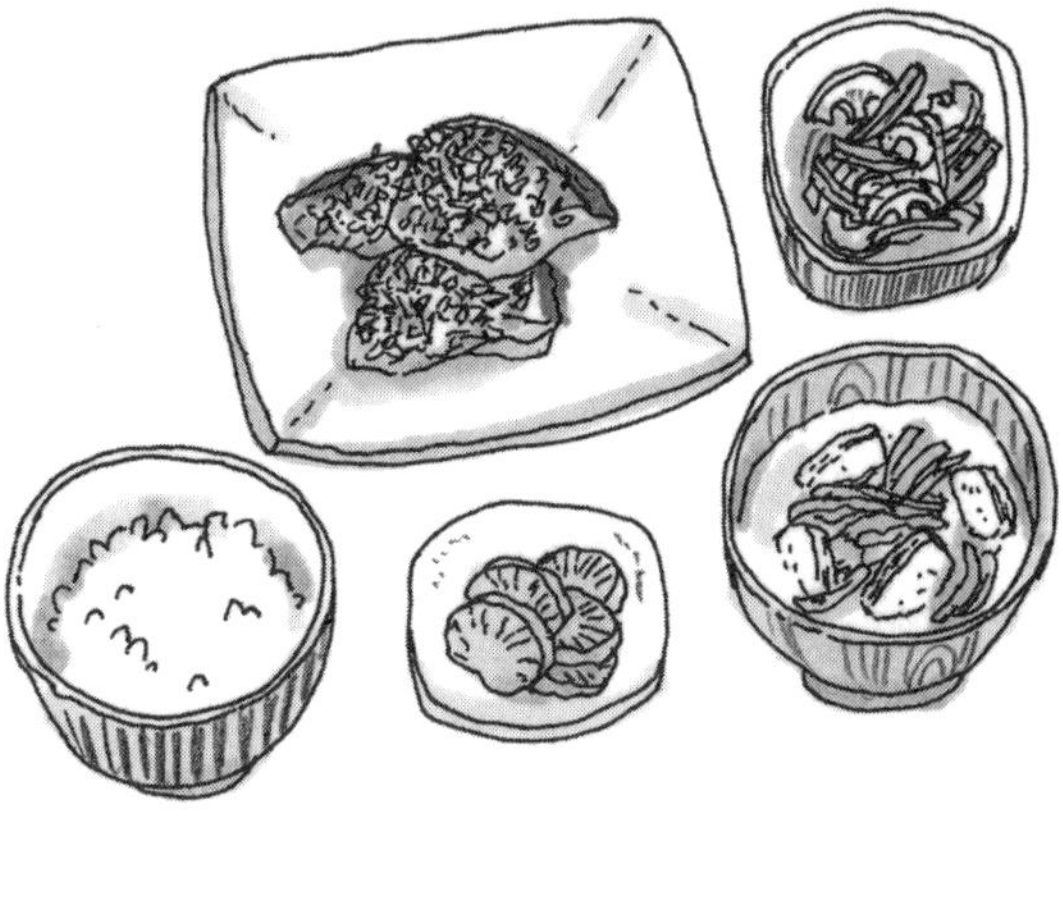

金曜日のまとめ

朝のアドバイス

お子さんに弁当をつくる必要がある際も、朝食を生かしてつくるようにすると簡単です。「キャラ弁」はおすすめしません。「キャラ弁」を紹介した本やサイトを見ると、ほとんどが油と砂糖のオンパレードです。どうしても「目」を楽しませたかったら、市販の「飾りつけ」を利用しましょう。

昼のアドバイス

きつねうどん、とろろ蕎麦、磯辺もちなど、シンプルに食べましょう。

間のアドバイス

子どものおやつは４回目の食事ですから、主食になる穀類、いも類を中心にしましょう。

夕のアドバイス

みそ汁は具に季節の野菜を入れるだけで、「小さな季節の野菜料理」になるのも、いい点です。

朝 ごはん／みそ汁（かぼちゃ・油揚げ）／漬物（大根のぬか漬け）／きゅうりの塩もみ／小女子の佃煮

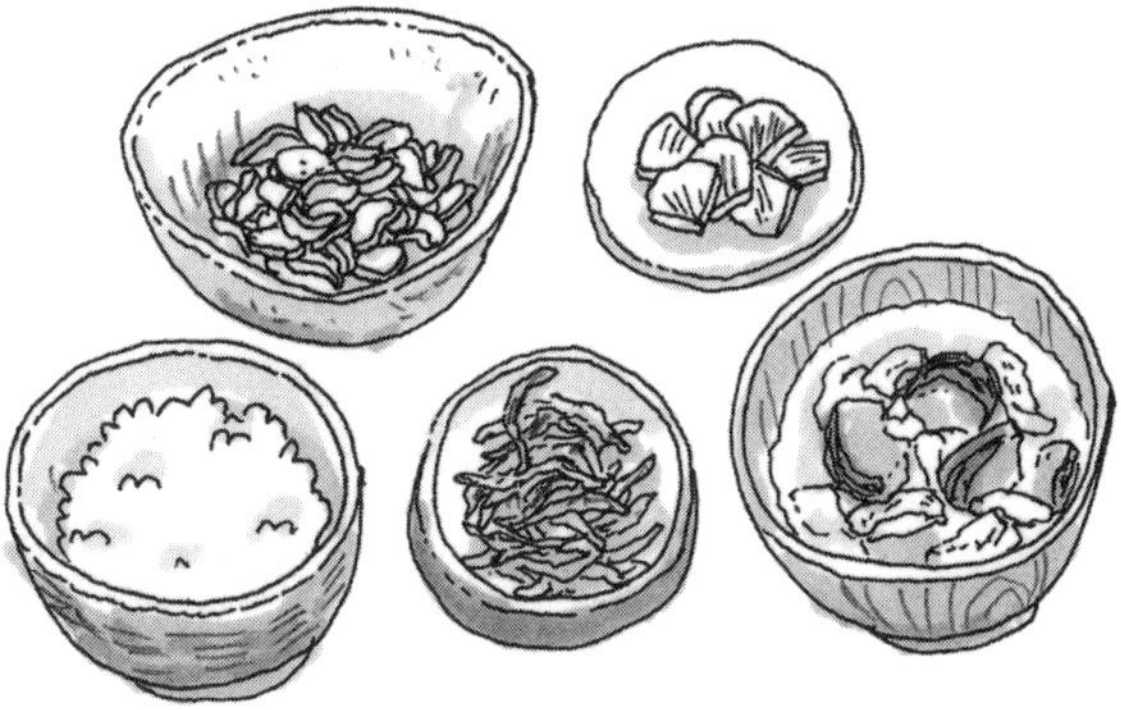

昼 かぼちゃぞうすい（朝のみそ汁の残りに卵を加える）／漬物（大根のぬかづけ）

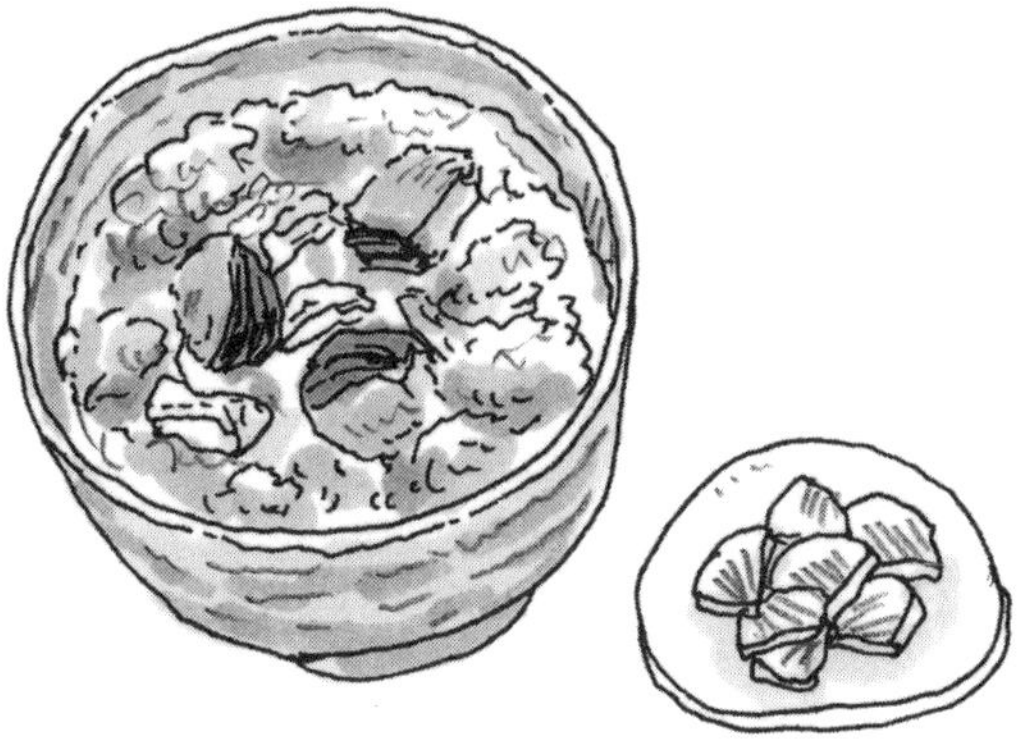

間　焼きおにぎり／水

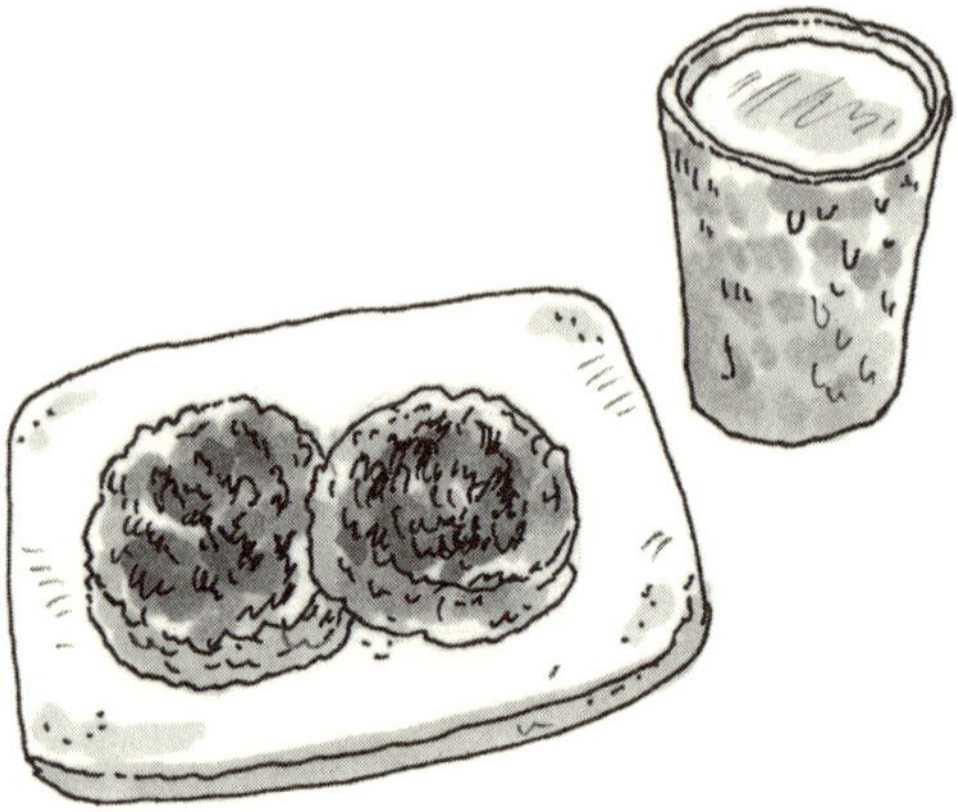

夕　枝豆ごはん／みそ汁（なす）／キャベツの塩もみ（大葉）／かじきの照り焼き／焼き厚揚げ

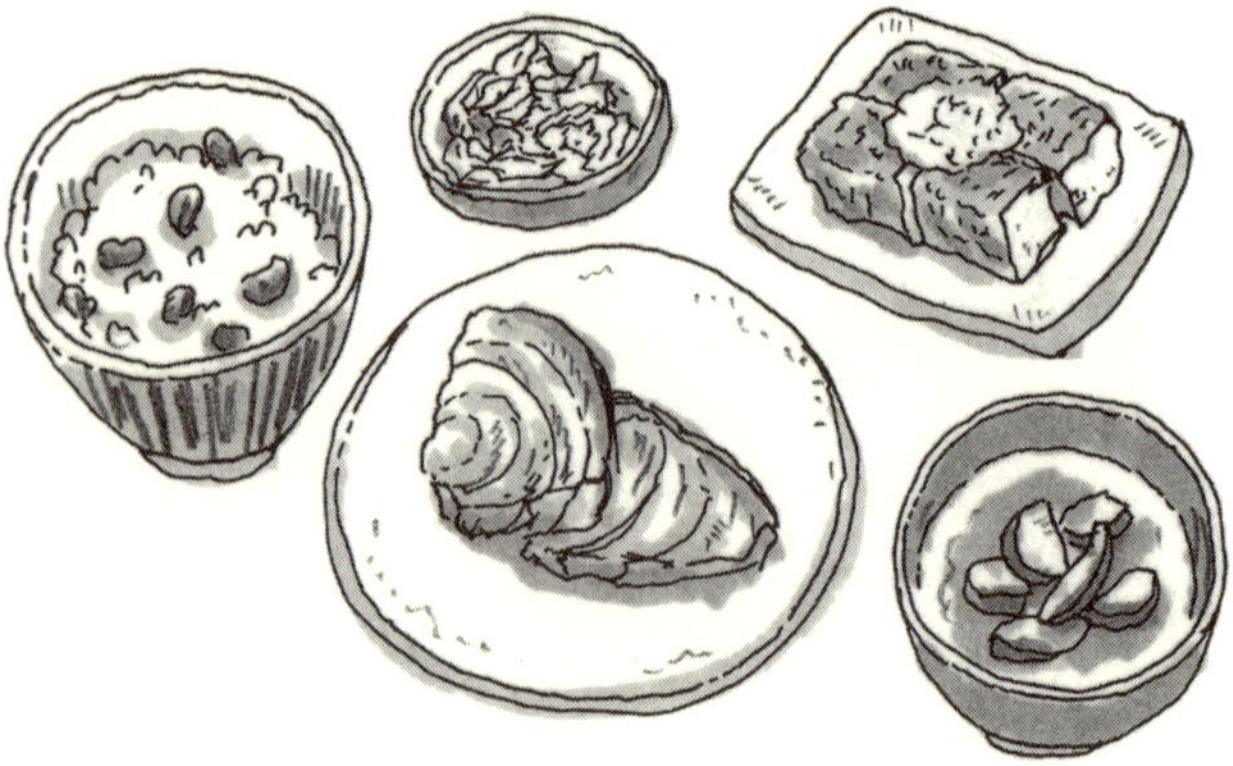

土曜日のまとめ

朝のアドバイス

常備食の佃煮などは、味が濃く、甘い物が多くなります。でも、味が濃いがゆえにたくさん食べるものではありません。「甘さ」は気にすることはありません。

昼のアドバイス

季節の野菜や海藻、魚介を入れた「ぞうすい」や「おじや」などもおすすめです。

間のアドバイス

飲み物は水分を補給するものです。どんな種類の飲み物であっても、液体で熱量をとらないことが大切です。「牛乳」の代わりに「豆乳」、あるいは「無農薬の100%果汁」などを与える方もいますが、これも稀なお楽しみの飲み物と考えましょう。

夕のアドバイス

ご主人が、深夜にもかかわらずボリュームのある食事を欲するようだったら、夕方、会社で軽く胃袋を満たしておくことをすすめてみてください。たとえば、おにぎり、のり巻きを食べる。それが難しかったら、バナナや甘栗などもいいでしょう。空腹時間が長すぎるとどうしてもボリュームのある深夜食になりがちです。

朝 パン／ゴマペースト／野菜ジュース／目玉焼き

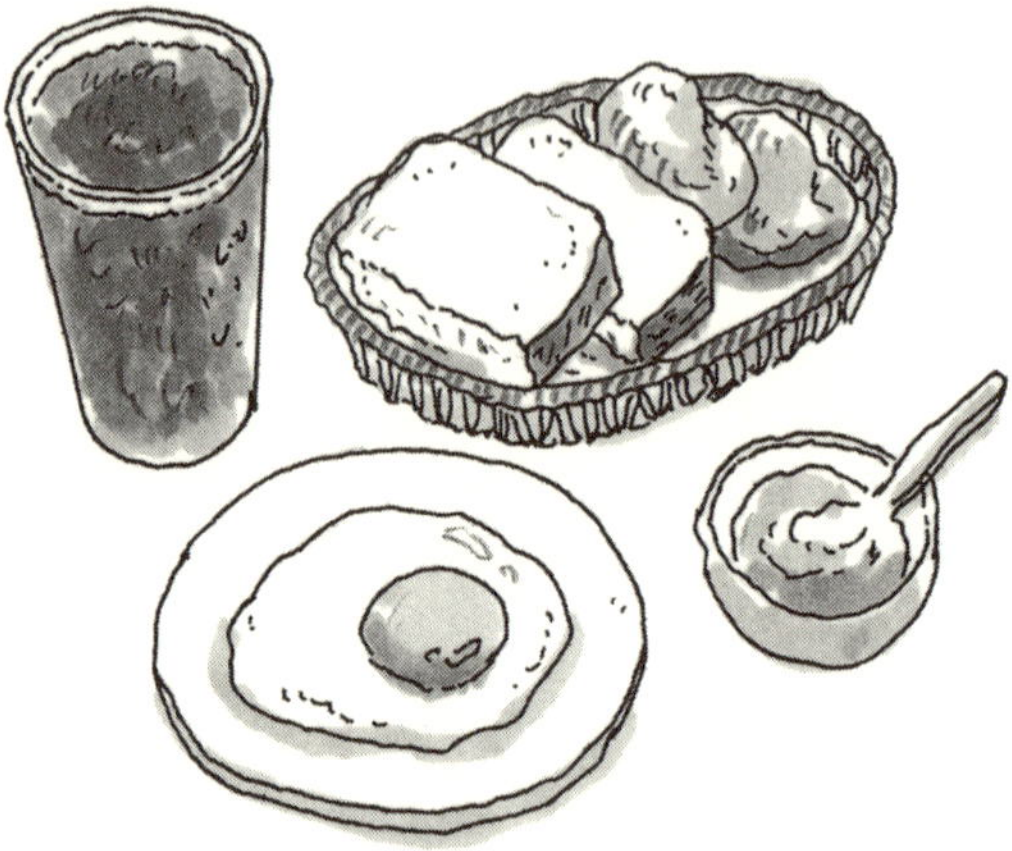

昼 鮭の混ぜずし（鮭・ごま・のり）／緑茶

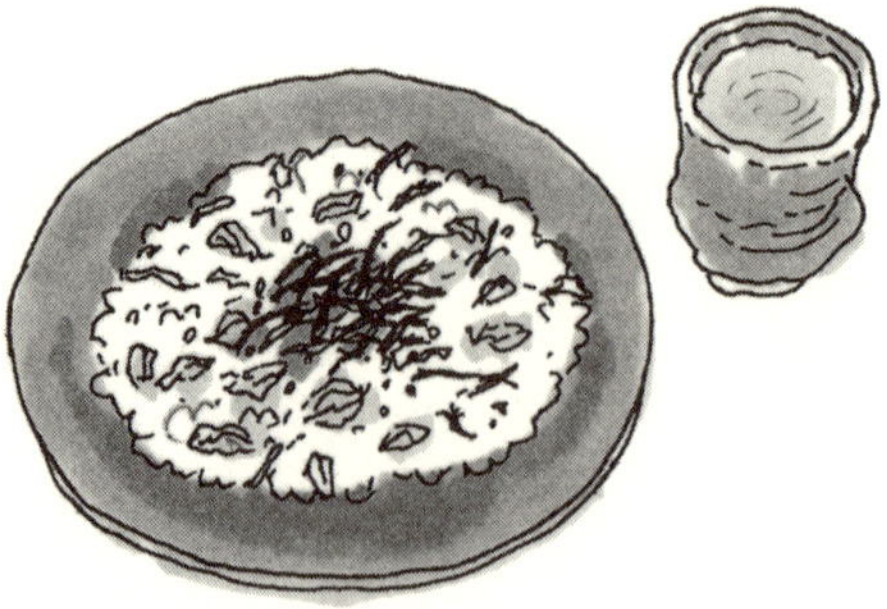

間 手巻きずし（鮭の混ぜすし）／むぎ茶

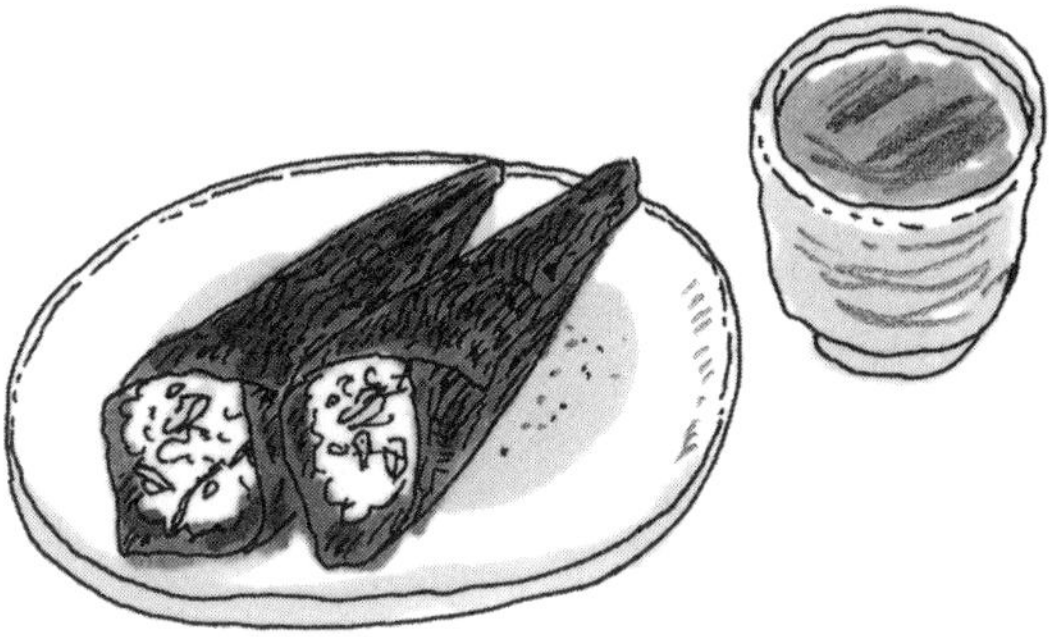

夕 ごはん／みそ汁（キャベツとわかめ）／大根のみそ漬け／さつま芋とひじきの白和え／帆立とわけぎのさっと煮

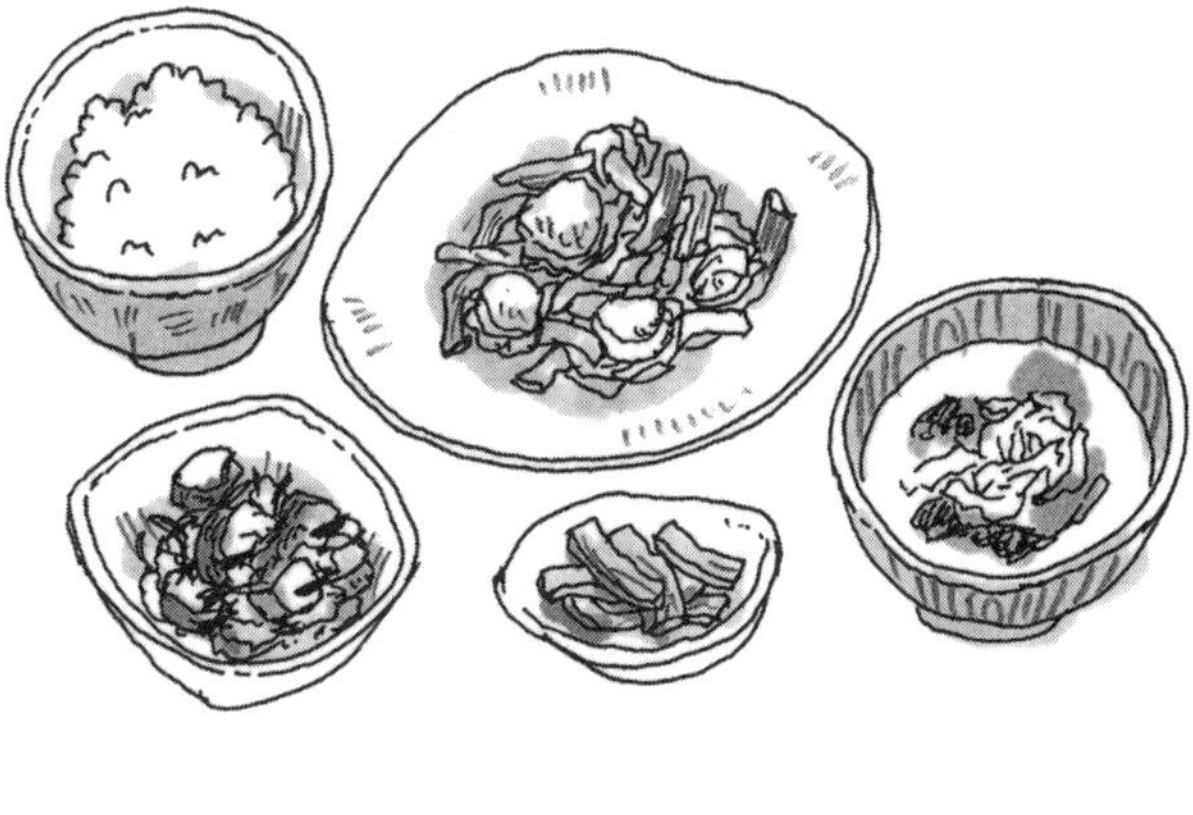

日曜日のまとめ

朝のアドバイス

パン食はどうしても油が多くなります。お楽しみで日曜日くらいにしたいものです。ゴマペーストはごまを練ったもので、砂糖が入ってないものも販売されています。

昼のアドバイス

お子さんが一緒に食べる際は、緑茶よりも「ばん茶」がおすすめです。子どもはカフェインを多く含む緑茶は好みません。

間のアドバイス

お昼のお寿司をのりで巻いて食べさせます。

夕のアドバイス

野菜料理は「煮物」、「和え物」、「おひたし」を中心にしましょう。サラダや炒めものは多くならないようにしたいものです。

著者紹介

幕内秀夫〈まくうち ひでお〉

1953年茨城県生まれ。東京農業大学栄養学科卒業。管理栄養士。フーズ＆ヘルス研究所主宰。「学校給食と子どもの健康を考える会」代表。山梨県の長寿村を知って以来、伝統食と民間食養法の研究を行い、日本列島を歩き尽した末に「FOODは風土」を実感し提唱する。現在、日本全国を講演でまわり食事相談を行うほか、全国各地の社員食堂や学校給食の改善に奔走中。病気予防や健康に役立つ実践的な食養法の第一人者として新聞・雑誌などでも活躍している。著書に『粗食のすすめ』（新潮社）、『なぜ「粗食」が体にいいのか』（共著、三笠書房）、『「粗食」が病気にならない体をつくる！』『病気にならない夜9時からの粗食ごはん』（小社）、『1食100円「病気にならない」食事』（講談社）、『変な給食』（ブックマン社）など多数。

子《こ》どもの顔《かお》みて食事《しょくじ》はつくるな！

2014年10月5日　第1刷

著　　者　幕内《まくうち》　秀夫《ひでお》

発 行 者　小澤源太郎

責任編集　株式会社 プライム涌光

電話　編集部　03(3203)2850

発 行 所　株式会社 青春出版社

東京都新宿区若松町12番1号 〒162-0056

振替番号　00190-7-98602

電話　営業部　03(3207)1916

印　刷　共同印刷　　製　本　大口製本

万一、落丁、乱丁がありました節は、お取りかえします。

ISBN978-4-413-03928-4　C0077